Anaesthesiology and Resuscitation

Anaesthesiologie und Wiederbelebung

Anesthésiologie et Réanimation

39

Editores

Prof. Dr. R. Frey, Mainz · Dr. F. Kern, St. Gallen
Prof. Dr. O. Mayrhofer, Wien

M. Körner

Die nasotracheale Intubation

*Eine Studie über morphologische Voraussetzungen,
Indikation, Technik und Komplikationen
an Hand von 1500 eigenen, ausgewerteten Anwendungen,
35 Abbildungen und 8 Tabellen*

Mit einem Geleitwort von Rudolf Frey

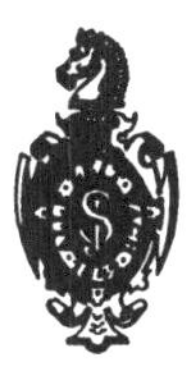

Springer-Verlag Berlin Heidelberg New York 1969

Dr. med. Manfred Körner

Chefanaesthesist
der Städtischen Krankenanstalten Krefeld

Diese Arbeit entstand anläßlich des 10-jährigen Bestehens der Zentralen Anaesthesieabteilung der Städtischen Krankenanstalten in Krefeld am 1. 7. 1968. Die Abteilung war die erste selbständige Institution dieser Art in der Bundesrepublik

ISBN-13: 978-3-540-04411-6   e-ISBN-13: 978-3-642-99957-4
DOI: 10. 1007/978-3-642-99957-4

Titel-Nr. 7395

Geleitwort

Die nasotracheale Intubation war früher – vor der Ära der Muskelrelaxantien – weit verbreitet, weil die Einführung des Tubus in flacherer Narkose gelang als auf oralem Wege, der eine gute Erschlaffung der Kiefermuskulatur voraussetzt.

Als die Muskelrelaxantien und insbesondere das Succinylcholin Eingang in die Klinik fanden, wurde die Intubation auf oralem Wege so einfach, daß manche Anaesthesisten glaubten, auf den nasalen Weg ganz verzichten zu können. Inzwischen hat es sich indes gezeigt, daß dieser Weg in vielen Fällen Vorteile bringt, ja gelegentlich unumgänglich sein kann. Die nasotrachealen Methoden haben heute wieder einen festen Platz in der Intubationstechnik.

Die Literatur über die nasotracheale Intubation ist verhältnismäßig spärlich. Es ist daher zu begrüßen, daß der Verfasser, der große, eigene Erfahrung mit dieser Technik besitzt, hier eine zusammenfassende Darstellung dieses Gebietes gibt.

Diese erste Monographie über die nasotracheale Intubation will nicht nur die Anwendungsmöglichkeiten bringen, Vor- und Nachteile schildern und die nasalen Methoden in den Rahmen der gesamten Intubationstechnik stellen, sondern es werden auch detaillierte Anleitungen zur praktischen Anwendung gegeben. Diese Anleitung wird besonders von denjenigen Kollegen begrüßt werden, welche diese Techniken zwar in ihrer Ausbildung gelernt, sie jedoch nur in besonderen Fällen einmal anzuwenden haben. Darüber hinaus ist zu wünschen, daß jeder Fachkollege und jeder Assistent diesen Band lesen wird, der über ein Gebiet informiert, das der Anaesthesist beherrschen sollte.

Mainz, März 1969   RUDOLF FREY

Vorwort

Das Anliegen dieser Arbeit ist es, in erster Linie den Platz der nasotrachealen Methoden in der gegenwärtigen Intubationstechnik zu umreißen und zu zeigen, daß diese Methoden auch heute ihr Anwendungsgebiet haben, welches allerdings ganz anders geworden ist als noch vor wenigen Jahrzehnten. Zweitens möchten wir unsere eigenen Erfahrungen mit dieser Technik vorlegen und drittens eine Anleitung zur praktischen Handhabung der nasotrachealen Intubation geben.

Besonderer Wert wurde dabei auf die morphologischen Gegebenheiten normal-anatomischer und pathologischer Art in Regionen wie innere Nase und Epipharynx gelegt, welche der Anaesthesist nur selten zu Gesicht bekommt, die er aber bei der Nasensondierung passieren muß.

Herr Professor H. GREVEN, Direktor der HNO.-Klinik der Städt. Krankenanstalten in Krefeld, hat es meinen Mitarbeitern und mir ermöglicht, an seinem Haus relativ große Erfahrungen in der nasotrachealen Intubationstechnik zu sammeln, und er hat zahlreiche Ratschläge auf rhinologischem Gebiet gegeben. Herr Professor M. ZINDLER, Ordinarius für Anaesthesiologie an der Universität Düsseldorf, hat mich zur Zusammenstellung der Ergebnisse ermutigt. Beiden Herren habe ich sehr zu danken, desgleichen Herrn Professor R. FREY, Direktor des Institutes für Anaesthesiologie an der Universität Mainz, der die Veröffentlichung in dieser Schriftreihe ermöglichte. Besonderer Dank gebührt den Ärzten meiner Abteilung, den Drs. ECKERT, ERENGÜL, HOMMERICH, ÖGE, PARHIZI und SCHULTEN für ihre Hilfe bei der Entstehung dieser Arbeit und Frau H. SCHNEIDER für unermüdliche Schreib- und Korrekturarbeiten. Den Mitarbeitern des Springer-Verlages danke ich für die freundliche Berücksichtigung meiner Wünsche und für die gute Zusammenarbeit.

Krefeld, März 1969   MANFRED KÖRNER

Inhalt

Die nasotracheale Intubation

I. Vorbemerkungen

1. Einleitung

Zur endotrachealen Intubation kann der Tubus auf oralem oder auf nasalem Wege in den Mesopharynx und von dort weiter durch den Larynx in die Trachea geführt werden. Beide Wege werden praktisch benutzt; allerdings wird heute die orale Einführung, wenn möglich, bevorzugt.

Manchmal ist man jedoch gezwungen, nasal zu intubieren, z. B. wenn sich der Mund wegen einer narbigen Kiefersperre oder wegen zahnärztlicher Schienen nicht öffnen läßt. In solchen Fällen, die allerdings in der täglichen Arbeit der Anaesthesisten selten sind, muß gelegentlich „blind" intubiert werden, d. h. der Tubus passiert die Glottis ohne Sichtkontrolle durch Laryngoskopie.

In anderen, viel häufiger vorkommenden Fällen ist die nasotracheale Intubation zwar nicht unbedingt erforderlich, bietet jedoch Vorteile gegenüber dem orotrachealem Weg. Das trifft zu, wenn in der Mundhöhle operiert werden soll oder bei einigen Patienten mit sehr empfindlichen, lückenhaften Zähnen oder auch bei manchen Dauerintubationen. Meistens kann der Tubus bei diesen Intubationen die Glottis „unter Sicht", also bei direkter Laryngoskopie passieren.

Bei der oralen Intubation wird der Außendurchmesser des Tubus ausschließlich durch das Lumen der Glottis begrenzt, und auf dem Wege dorthin hat der Katheter Spielraum nach allen Seiten. Der nasal eingeführte Tubus dagegen ist in seiner Weite zunächst von den Dimensionen der Nase abhängig und erhält auf seiner Passage durch Nase und Nasenrachen eine feste Führung, die seinen Weg im Mesopharynx bestimmt. Fast immer muß dieser Weg im Rachen korrigiert werden, damit der Tubus den Larynx erreicht und die Glottis passiert.

Endotracheal eingeführt, ist der nasale Tubus durch die Kanäle Larynx – Trachea einerseits und Nasengang – Epipharynx andererseits in seiner Lage fixiert und dadurch einigermaßen vor Verschiebungen geschützt, während der orale Tubus nur im ersteren Kanal gehalten wird. Er muß daher noch am Mund befestigt werden, wo er den Bewegungen des Unterkiefers und dem Zahnbiß ausgesetzt ist.

Der nasotracheale Weg wurde lange Zeit von zahlreichen Anaesthesisten bevorzugt, wie wir sehen werden. Die Probleme bei der Intubation waren damals – vor der Ära der Muskelrelaxantien – ganz andere als heute. Der heutige Anaesthesist wendet die nasale Intubation nur in einigen ausgewählten Fällen an. Bei diesen Patienten bringt die nasale Technik jedoch wirkliche Vorteile, und man sollte sie daher pflegen. Dazu möchten wir beitragen, wenn wir in dieser Arbeit unsere Erfahrungen bei 1500 ausgewerteten nasalen Intubationen mitteilen und die heutigen Fragestellungen dabei diskutieren.

2. Historische Entwicklung der nasotrachealen Intubation

Die endotracheale Intubation ist älter als die Narkose. Nachdem die ersten, uns heute bekannten Intubationen durch ein Tracheostoma vorgenommen wurden (VESAL 1543, R. HOOKE 1667), beschrieb CH. KITE 1787 die oro- und nasotracheale Intubation mit einem gebogenen Metallkatheter zur Behandlung der Asphyxie. 1796 findet sich bei HERHOLDT, J. D. und C. G. RAFN in "Lifesaving measures for drowning persons" eine Beschreibung der taktilen orotrachealen Intubation.

Die endotracheale Intubation am Menschen hat mindestens drei verschiedene Wurzeln:

1. Zeitlich zuerst kam ihre Anwendung bei Notfällen mit mechanischen Atemstörungen. Eine spätere Technik, die hierher gehört, war die Intubation nach O'DWYER beim Diphtherie-Krupp (1897).

2. Im Zusammenhang mit der Narkose wurde die Intubation zuerst 1869 durch TRENDELENBURG angewendet, der den Tubus durch ein Tracheostoma einführte. 1878 erfolgte die erste Intubation auf oralem Wege durch MACEWEN in Glasgow. Es handelte sich um eine Narkose für die Exstirpation eines Zungengrund-Tumors. Das Intubationsrohr sollte als Luftbrücke dienen und eine Aspiration verhindern.

3. Die dritte Wurzel ist schließlich die Endoskopie der unteren Atemwege. 1895 führte KIRSTEIN die direkte Laryngoskopie ein. Bereits 1901 bekam PITMAN, L. K. ein amerikanisches Patent für ein „Naso-Laryngoskop", das sich jedoch nicht eingebürgert hat [86].

F. KUHN, der sich um die Jahrhundertwende intensiv mit der Intubation befaßte, veröffentlichte 1902 eine Arbeit mit dem Titel „Die pernasale Tubage" [61] und fand die nasotracheale Intubation physiologischer als den oralen Weg. Später scheint er allerdings vorzugsweise den letzteren benutzt zu haben. J. W. MAGILL und E. S. ROWBOTHAM wandten im ersten Weltkrieg bei kieferchirurgischen Operationen die „blinde" nasale Intubation an. GILLESPIE [39] hält es für möglich, daß diese Technik, die zwischen 1916 und 1918 auch im London-Hospital geübt wurde, hier durch einen kriegsgefangenen deutschen Militärarzt eingeführt wurde, der ein Schüler von F. KUHN gewesen sein könnte. Auch heute noch hat die pernasale Intubation Vorteile in der Kieferchirurgie, da der Mund für den Operateur freibleibt.

Anders geworden ist es dagegen mit der Beliebtheit der blinden nasalen Intubation bei allgemein-chirurgischen Eingriffen. In den Jahren nach dem ersten Weltkrieg war die nasale Technik in den Ländern, in denen damals bereits routinemäßig intubiert wurde, weit verbreitet und konkurrierte erfolgreich mit den orotrachealen Methoden. Erst seit der Einführung der Intubation in Muskelrelaxierung, die sich besonders nach 1950 (Succinyl-Cholin) allgemein durchsetzte, wurde die orale Intubationstechnik so einfach, daß sie die nasalen Methoden bis auf die Fälle verdrängte, in denen diese speziell indiziert waren. So ist es bis heute geblieben.

Der Grund für die Bevorzugung der blinden nasalen Intubation vor der Ära der Muskelrelaxantien durch viele Anaesthesisten lag darin, daß die Intubation auf diesem Wege oft in relativ flacher Narkose gelang, während die orale Technik damals eine tiefe Narkose mit guter Muskelerschlaffung voraussetzte. Bedeutete eine solche Narkose ein zu großes Risiko, dann mußte in Lokalanaesthesie intubiert werden, was weder für den Patienten noch für den Anaesthesisten immer sehr angenehm war. Der Anaesthesist, der heute elegant und sicher in flacher Narkose und in idealer Muskelrelaxierung intubiert und kaum noch „schwierige Fälle" kennt, kann nur schwer ermessen, welchen Widrigkeiten der frühere Narkotiseur gelegentlich gegenüberstand, wenn er in unzureichender Erschlaffung der Kiefermuskulatur bei Patienten mit schlecht beweglichem Hals, kleinem Unterkiefer, langen, fragilen Zähnen und eventuell einem dichten Schnurrbart intubieren mußte. Durch die blinde nasale Intubation ließen sich diese Schwierigkeiten teilweise umgehen, und es gab Anaesthesisten, die in dieser Technik außerordentlich geübt und erfolgreich waren. Für den Ungeübten hat diese Methode dagegen ihre Tücken und wird daher heute kaum noch angewandt. Leider ist sie nicht immer zu umgehen, z. B. bei Patienten mit zahnärztlichen Schienen, bei denen sich der Mund nicht öffnen läßt.

In den meisten Fällen kann heute dagegen auch die nasale Intubation „unter Sicht" vorgenommen werden, was immer vorzuziehen ist. Allerdings bezieht sich die Sicht bisher nur auf die Larynxpassage, während der Tubus durch Nase und Nasenrachen nach wie vor „blind" vorgeschoben wird. Einzelne Versuche, auch diesen Weg unter Sichtkontrolle zu bringen, etwa mit einem Tubus, der über ein Endoskop gezogen und so in die Nase eingeführt wird, haben bis heute keine Anwendung in der Praxis gefunden. Dagegen ermöglichen es die neuen Fiberoptik-Endoskope, die Glottispassage auf nasalem Wege zu beobachten (vgl. [75]), während dazu bisher eine Laryngoskopie auf oralem Wege erforderlich war.

Ein neues Anwendungsgebiet hat der nasotracheale Weg in den letzten Jahren bei den „Dauerintubationen" gefunden. Wird bei Bewußtlosen für mehrere Tage eine endotracheale Luftbrücke nötig, so führte man früher nach höchstens 12 bis 24 Std die Tracheotomie durch. Es hat sich gezeigt, daß man den Endotrachealtubus wesentlich länger belassen und den Termin zur

Tracheotomie hinausschieben kann. Hierfür ist die nasotracheale Intubation besonders geeignet. Auch beim Krupp der Säuglinge und Kleinkinder kann eine nasotracheale Intubation über mehrere Tage manchmal die Tracheotomie ersetzen, die gerade in dieser Altersstufe besonders mit Komplikationen belastet ist. Andererseits werfen diese verlängerten Intubationen wiederum manche Fragen auf, die z. Z. noch diskutiert werden, wie zum Beispiel die Frage, wie lange man den Tubus belassen und mit der evtl. doch noch notwendigen Tracheotomie zuwarten kann.

Zusammengefaßt können wir also in der Geschichte der nasotrachealen Intubation folgende Phasen unterscheiden:

1. Bis 1920 die Phase der gelegentlichen Intubationen, die oral oder selten nasal vorgenommen wurden.

2. Zwischen 1920 und 1950 die Phase der routinemäßig durchgeführten blinden nasalen Intubation in flacher Narkose, wie sie vor allem von Anaesthesisten in England gepflegt wurde.

3. Nach 1950 die Phase der vorwiegend oral vorgenommenen Intubation in idealer Muskelrelaxierung, wobei der nasale Weg nur bei besonderer Indikation gewählt wird. Die Glottispassage erfolgt dabei möglichst „unter Sicht". Eine solche Indikation ist mancherorts auch die Dauerintubation bei mechanischer Atemwegsbehinderung im Larynxbereich.

II. Zur Anatomie und Pathologie
des nasotrachealen Intubationsweges
1. Zur Anatomie der Nase

Jedem Anaesthesisten ist bekannt, daß ein orotrachealer Tubus wesentlich dicker sein kann als ein nasotrachealer, da ersterer in seiner Weite nur durch das Glottislumen begrenzt wird, während der letztere zunächst die viel engere Nase passieren muß. Der Unterschied beträgt beim Erwachsenen 2–10 Charr. (nasal 32–34 Charr., oral 36–42 Charr.) und gilt mit Recht als wesentlicher Nachteil der nasalen Intubation, da die Atemwiderstände in einem engeren Tubus sehr viel größer sind (entsprechend dem Hagen-Poiseuilleschem Gesetz). Weniger bekannt ist jedoch, daß dieser Unterschied zwischen nasaler und oraler Intubation bei Säuglingen und Kleinkindern nicht besteht, weil bei ihnen Tuben, die durch die Glottis, bzw. durch die Cricoidenge gehen, normalerweise auch die Nase passieren (vgl. S. 33f.).

Welche Strukturen bedingen nun die Engen in der Nase? Bereits der Hautring der äußeren Nasenöffnungen, der Nares, kann die Weite des Tubus begrenzen. Wir sahen zweimal Erwachsene mit so engen Nares, daß Katheter von 32 Charr. nicht passierten. Viel häufiger allerdings machen schmale, mehr sagittal gestellte Nares den Eindruck, als könne ein entsprechender Tubus nicht hindurchgehen. Bei leichtem Druck auf die Nasenspitze weichen die Nasenflügel etwas auseinander, und es zeigt sich meist sofort, daß die Nares genügend weit sind.

Der Boden der Nasenhöhle verläuft etwa sagittal (Abb. 1), und eine Sonde, welche durch die Nase in den Rachen gelangen soll, muß in der Nasenhöhle ebenfalls sagittal geführt werden und nicht etwa entsprechend dem Nasenrücken schräg nach cranial dorsal. Schräg nach cranial dorsal verläuft dagegen die Achse des Vestibulum nasi, und ein sagittal ins Nasenloch eingeführter Tubus bleibt daher nicht selten am Übergang vom Vestibulum zur eigentlichen Nasenhöhle, dem Limen nasi oder der inneren Nasenöffnung (ZUCKERKANDL), hängen. Durch Anheben der Nasenspitze kann man die Achse des Vestibulum in die Richtung des Nasenbodens bringen und das Hängenbleiben des Tubus verhindern, indem man ihn beim Einführen ein wenig schraubenförmig dreht (vgl. Kap. III, 5).

Wir sahen einmal bei einem Erwachsenen mit auch äußerlich deformierter Nase und Prognathie trotz auffallend weiter Nares so enge Limina, daß ein Tubus von 30 Charr. beiderseits nicht passieren konnte.

In der Nasenhöhle ist zunächst genügend Platz, wenigstens soweit das knorpelige Septum reicht, das etwas zur anderen Seite hin ausweichen kann. Die Verschieblichkeit des Septums wird eingeschränkt, wenn in der anderen Nasenhöhle ein dickerer Magenschlauch liegt. Dadurch kann die nasale Tubuspassage erschwert werden.

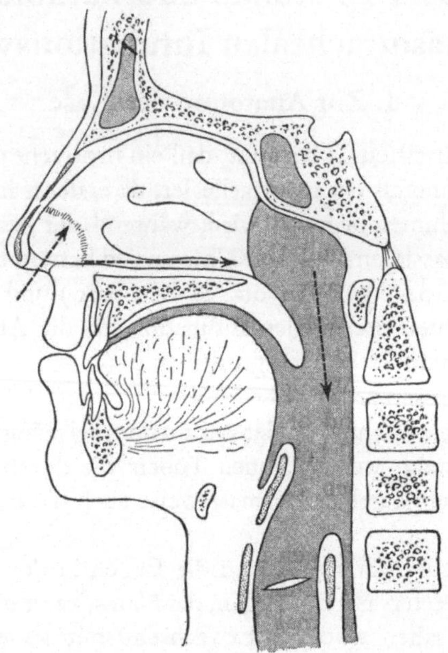

Abb. 1. Sagittalschnitt durch den Gesichtsschädel des Erwachsenen. Die Pfeile zeigen von links nach rechts die Achse des Vestibulum nasi, die Achse des unteren Nasenganges und die Achse des Pharynx. Der Atlaskörper findet sich in der Verlängerung des Nasenbodens. Der Kehlkopf steht tief

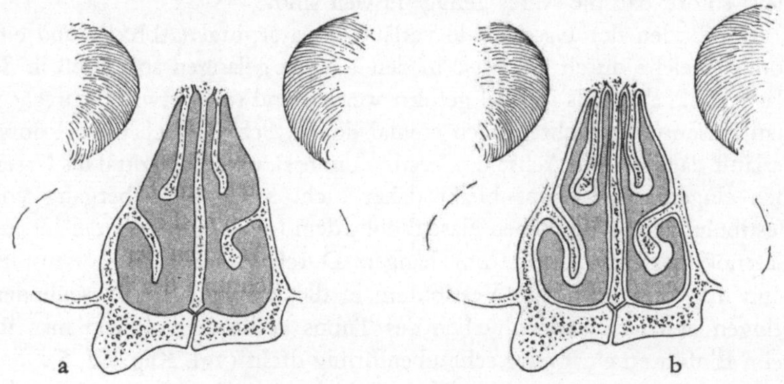

Abb. 2a u. b. a Frontalschnitt durch die knöcherne Nasenhöhle im mittleren Drittel. b Schnittebene wie in Abb. 2a, Muscheln und Septum mit Schleimhautüberzug

Auch die Nasenmuscheln, von denen vor allem die untere am Weg des Tubus liegt und den an sich etwa 15 mm breiten Nasenboden von lateral her einengt, bilden meist kein Hindernis (Abb. 2). Sie weichen soweit nach lateral, bzw. das knorpelige Septum weicht nach medial aus, daß ein gut eingefetteter Tubus mühelos passiert. Ist das nicht möglich, etwa im Bereich des knöchernen Septums oder bei besonders dickem Tubus, so kann es zu Infraktionen der Muscheln kommen, die man eher an einem hörbaren Knacken merkt als an einem fühlbaren Widerstand. Solche Muschelinfraktionen sind fast immer harmlos (vgl. Kap. V, 1).

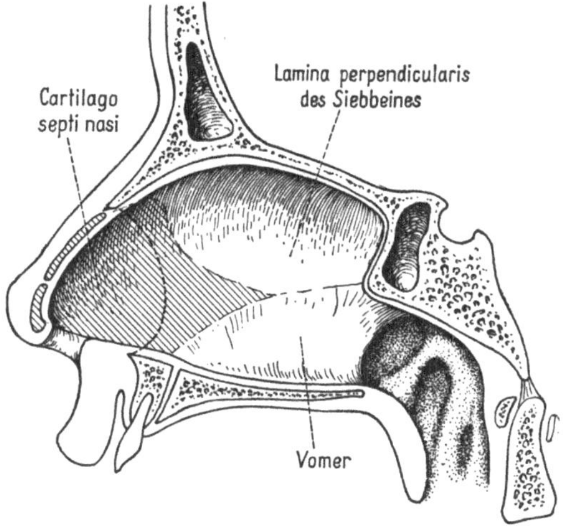

Abb. 3. Septum nasi. Schraffiert: das knorplige Septum; punktiert: die Projektion der frontalen Grenze der lateralen knöchernen Nasenwand

Im Bereich des knöchernen Nasenseptums (Abb. 3) ist die Nase allseitig von Knochen umschlossen, und ihre Wände können nicht mehr ausweichen, von Verschiebungen der Muscheln, bzw. Kompressionen ihres dicken Weichteilpolsters abgesehen. Hier liegt die eigentliche Enge der Nasenpassage, meist noch verstärkt durch Septumleisten und -deviationen. Trotzdem bekommt man Tuben unter 34 Charr. meist glatt hindurch, falls die Nasenseite überhaupt luftdurchgängig ist.

Versucht man jedoch, einen zu dicken Tubus hindurchzuzwängen, so wird ein komprimierbares Rohr (Gummi, Kunststoff) an den engen Stellen durch Druck von außen eingeengt. Wegen der großen Bedeutung solcher Stenosen für den Atemwiderstand sollte man immer durch Sondierung des Tubus mit einem entsprechend dickem Absaugkatheter kontrollieren, ob die Durchgängigkeit nicht behindert ist.

Ein zu dicker Tubus wird die Schleimhaut an den engen Stellen komprimieren, und sie wird eventuell Schäden durch Ischämie erleiden, besonders bei längerer Intubationsdauer. Abgesehen von den schwellkörperartigen Polstern an den Muscheln und am Tuberculum septi ist die Schleimhaut in der Nase dünn und engt das Lumen der knöchernen Strukturen nur wenig ein.

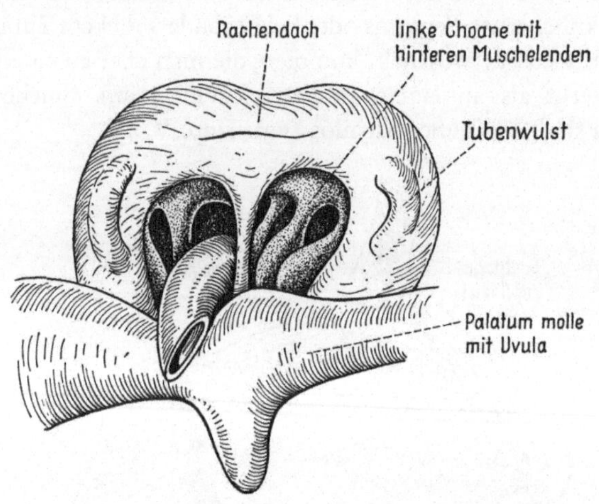

Abb. 4. Postrhinoskopisches Bild der Choanen. Aus der rechten Nasenhöhle schiebt sich der Tubus in den Epipharynx und krümmt sich dabei sofort nach caudal

Die Choanen (Abb. 4), der hintere Ausgang der Nase, sind die Tore zum Nasenrachen. Beim Erwachsenen haben sie einen Querdurchmesser von 12–15 mm und eine Höhe von 20–30 mm. Sie sind also längsoval. Die Asymmetrien und Verbiegungen der vom Vomer gebildeten Trennwand sind hier nicht so ausgeprägt wie im Bereich des übrigen Septums. Von Atresien und seltenen Stenosen abgesehen, bilden sie kein Hindernis für einen Tubus, der die Nase bis hierher passiert hat. Sie liegen beim Erwachsenen etwa 5–7 cm dorsal von der Spina nasi anterior.

Die Form der Nasenhöhle kann große individuelle Unterschiede aufweisen. Abgesehen von Septumdeviationen und -leisten, die mit anderen pathologischen Hindernissen später noch abgehandelt werden (Kap. II, 5), ist für den Anaesthesisten die Variabilität der Choanenhöhe, bedingt durch einen mehr oder weniger tief herabhängenden Keilbeinkörper, interessant (Abb. 5–7).

Der Tubus läuft nicht immer dicht am Nasenboden entlang, sondern kann beträchtlich nach cranial abweichen, bedingt vielleicht durch eine Septumleiste oder auch durch eine zu scharfe Krümmumg des Mandrins. Bei tiefstehendem Keilbeinkörper kann die Tubusspitze dagegen treffen und könnte vielleicht sogar die manchmal sehr dünne Wand der Keilbeinhöhle

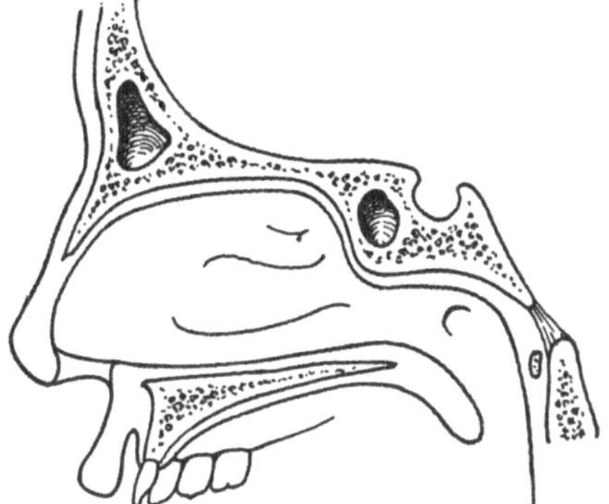

Abb. 5. Niedrige Choanen

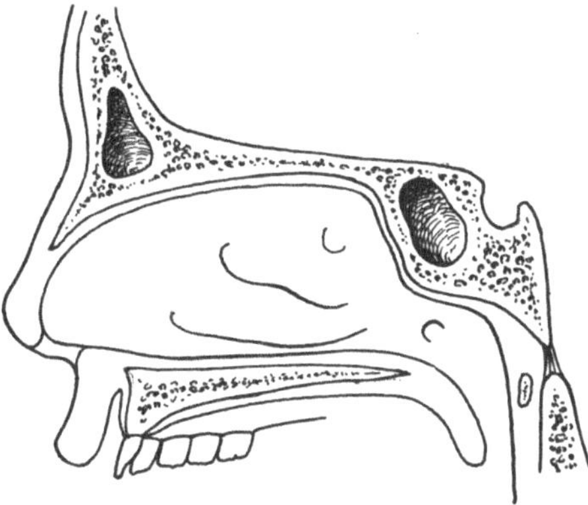

Abb. 6. Lange, niedrige Nasenhöhle. Niedrige Choanen infolge eines tiefstehenden
Keilbeinkörpers

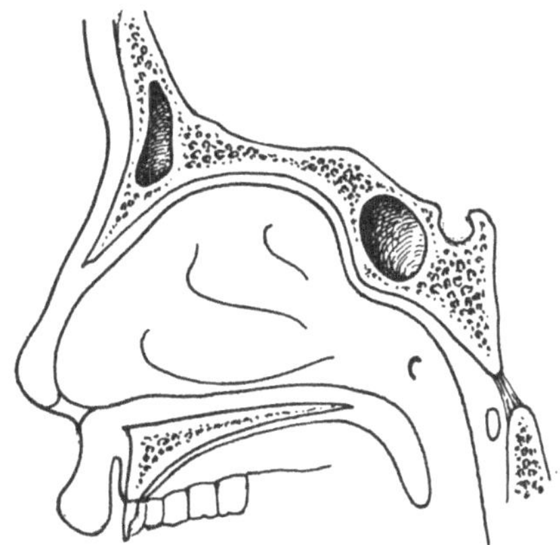

Abb. 7. Kurze, hohe Nasenhöhle. Hohe Choanen

Abb. 5–7. Verschiedene Formen der Nasenhöhle. (Nach H. Corning: Lehrbuch
der Topographischen Anatomie, 24. Aufl. München: J. F. Bergmann 1949)

durchstoßen. Wichtig ist daher eine nach unten gerichtete Krümmung der Tubusspitze, welche das Rohr durch die Choanen über den weichen Gaumen in den Rachen führt (s. Kap. III, 2).

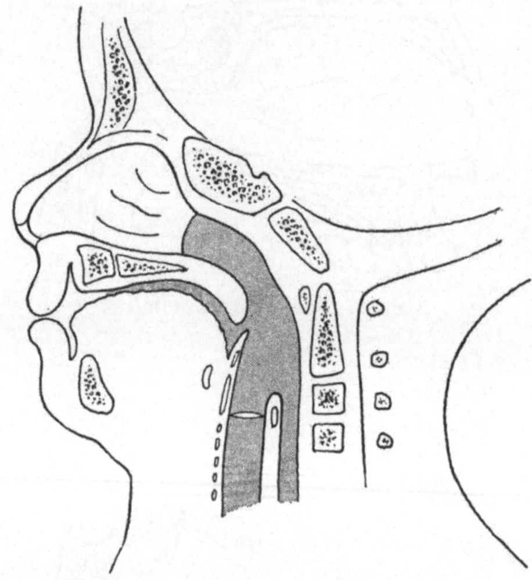

Abb. 8. Sagittalschnitt durch den Gessichtsschädel eines jungen Säuglings. Deutlich ist die Röhrenform des Epipharynx zu erkennen, der Kehlkopf steht hoch, und die Epiglottis reicht bis an das Gaumensegel

Beim Neugeborenen steht der Nasenboden relativ höher, d. h. dichter an den Knochenkernen des Keilbeines (Abb. 8). Dadurch sind die Choanen nicht längsoval wie beim Erwachsenen, sondern annähernd rund mit einem Durchmesser von 5–6 mm. Da die Wände der Nasenhöhle noch gut ausweichen können, zumal das Septum noch ganz knorpelig ist, hat man keine Schwierigkeiten, einen Tubus durch die Nase zu führen, welcher dem Durchmesser des Lumens der Cricoidenge von 5 mm entspricht. Im Laufe des Wachstums senkt sich, besonders im Zusammenhang mit der Entwicklung des Gebisses, der Nasenboden relativ zum Halswirbelskelett und steht beim Erwachsenen in Höhe des Atlasbogens.

Im Kindesalter bis etwa zum 8. Lebensjahr kann die Nase noch mit Tuben sondiert werden, die etwa der Glottisgröße entsprechen. Erst später, wahrscheinlich im Zusammenhang mit dem Fortschreiten der Verknöcherung des Septums, die mit dem 16. Lebensjahr abgeschlossen ist, und mit der Fixierung von Deviationen und Leisten gelingt das nicht mehr, trotzdem auch bei manchen Erwachsenen Tubusgrößen bis 36 Charr. (gleich 12 mm) die Nase ohne Kompression passieren.

2. Zur Anatomie des Epipharynx

Im Epipharynx muß der Tubus, der bisher in der Nase einen sagittalen
Weg hatte, um etwa 90° nach caudal abbiegen, da Nasenboden und Rachen-
hinterwand beim Erwachsenen annähernd rechtwinklig zueinander stehen
(Abb. 1). Der pernasal vorgeschobene Tubus passiert in 5–7 cm Tiefe die
Choanen und gelangt bei 8–10 cm an die hintere Rachenwand. Hier, wo der
Atlasbogen einen manchmal deutlich prominenten Wulst bildet, muß die
Tubusspitze in die Achse des Pharynx gelenkt werden.

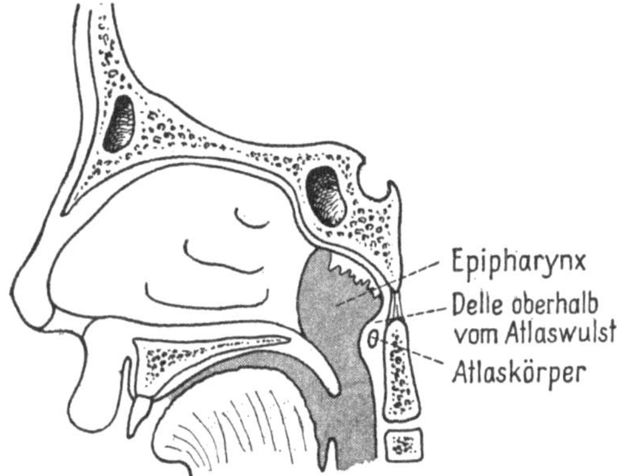

Abb. 9. Verengung des Epipharynx durch einen vorspringenden Atlaswulst

Bei prominentem Atlaswulst bildet die Rachenwand cranial davon eine
mehr oder weniger flache Delle (Abb. 9). Die Tubusspitze kann hier
hängenbleiben. Vom Mund aus kann man den Atlaswulst und den eventuell
darüber hängengebliebenen Tubus deutlich tasten und seine Spitze nicht
selten manuell in den Mesopharynx leiten. Versucht man dagegen, einen
solchen Tubus mit Gewalt vorzuschieben, so kann die Rachenwand verletzt
werden. Es sind dabei Perforationen bekanntgeworden, wobei der Tubus
retropharyngeal in das lockere Bindegewebe vor der Wirbelsäule gelangte
und hier in einem Gewebsspalt vorgeschoben wurde, der direkt ins hintere
Mediastinum übergeht (s. Kap. V, 1).

Es gibt noch eine Reihe von weiteren Buchten im Epipharynx, die eine
etwas verwirrende Nomenklatur haben, wie Bursa pharyngea, Recessus
pharyngicus, Recessus pharyngicus medianus. Sie liegen mehr zum Rachendach hin, bzw. an der seitlichen Wand. Im Gegensatz zu der erwähnten
Delle oberhalb eines prominenten Atlaswulstes machen sie keine Schwierigkeiten bei der nasalen Intubation.

Schwierigkeiten kann dagegen die Rachenmandel machen, die ein mehr
oder weniger dickes und ausgedehntes Polster an der oberen und hinteren
Epipharynxwand bildet und ihre größte Ausbildung zwischen dem 3. und

7. Lebensjahr erreicht. Säuglinge haben nur selten eine stark ausgeprägte Rachenmandel.

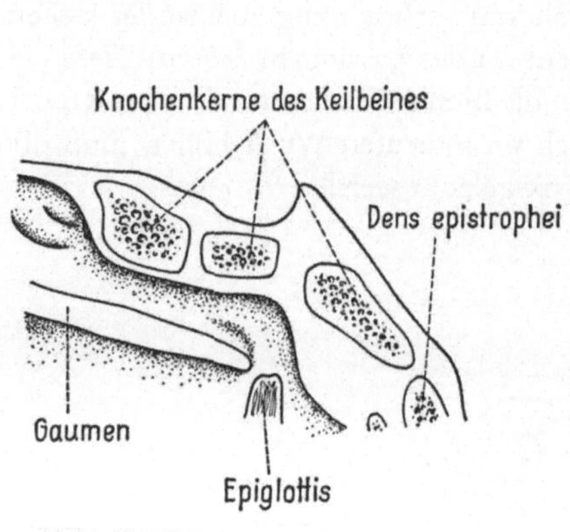

Abb. 10. Enge Röhrenform des Epipharynx beim Neugeborenen

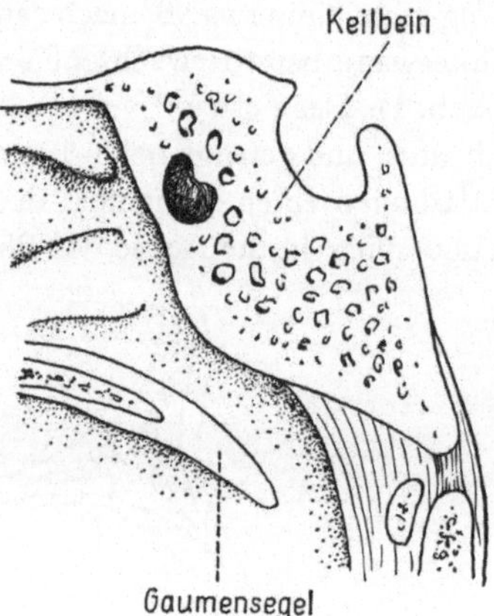

Abb. 11. Röhrenform des Epipharynx beim Kleinkind

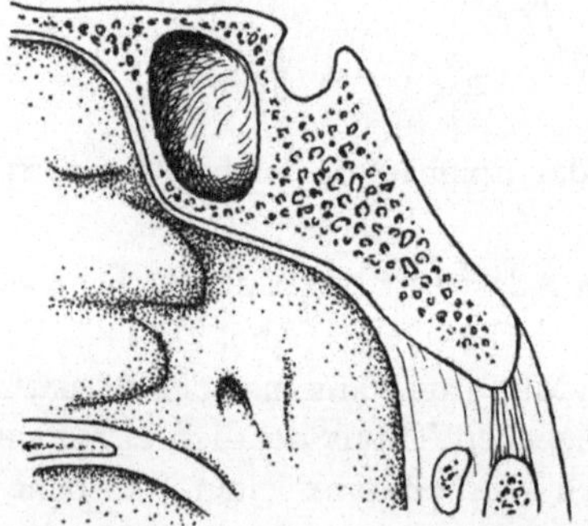

Abb. 12. Hohe Form des Epipharynx beim Erwachsenen

Abb. 10–12. Der Epipharynx in verschiedenen Lebensaltern. (Nach P. FALK, aus J. BERENDES, R. LINK u. F. ZÖLLNER: Hals-Nasen-Ohren-Heilkunde. Stuttgart: Georg Thieme 1963)

Im Zusammenhang mit der im vorigen Abschnitt erwähnten Entwicklung des Gesichtsskelettes ändert sich auch die Form des Nasenrachens im Laufe des Wachstums (Abb. 10–12). Beim Neugeborenen ist er ein enger gestreckter Gang, der in einem flachen Bogen aus der Nase in den Pharynx führt [9]. Mit dem relativen Tiefertreten des Nasenbodens werden nicht nur die Choanen höher, sondern der Epipharynx erhält eine stärkere Krümmung. Falls ihm keine große Rachenmandel den Weg versperrt, gleitet der Tubus der Krümmung nach leicht in den Pharynx. Erst beim Erwachsenen steht der Keilbeinkörper so hoch über dem Nasenboden, daß ein sagittal vorgeschobener Tubus zunächst gegen die hintere Rachenwand stößt und dort nach caudal abgelenkt werden muß.

Auf einem Sagittalschnitt des Kopfes (Abb. 1 und 8) sieht man, daß im Epipharynx die Gebilde, die bei der Intubation eventuell verletzt werden können, also Rachenmandel und Rachenhinterwand, an den geschlossenen cranialen und dorsalen Wänden liegen, während nach frontal, zur Nase hin, Platz ist. Dieser Raum kann durch Vordrängen des weichen Gaumens noch vergrößert werden. Es liegt daher nahe, den Tubus so zu führen, daß er gleich nach dem Durchtritt durch die Choanen nach caudal abbiegt und auf der Dorsalseite des weichen Gaumens in den Oropharynx gleitet (s. Kap. III, 2).

3. Zur Anatomie des Mesopharynx

Für die „blinde" nasale Intubation ist eine Vorstellung von der Lage des Tubus im Mesopharynx wichtig.

Der Tubus erreicht den Epipharynx paramedian durch einen der beiden Nasengänge und muß im Mesopharynx zu der median gelegenen Stimmritze geführt werden. Bei GILLESPIE [39] wird die Ansicht vertreten, der Verlauf der Nasenhöhle konvergiere, so daß ein nasal eingeführter Tubus im Mesopharynx die Seite kreuze und auf die gegenüberliegende Seite der Stimmritze treffe. GILLESPIE zitiert dabei auch ältere Autoren wie MAGILL (1940) und MACEWEN (1880). Im Gegensatz zu diesen Anaesthesisten, die vorwiegend blind intubierten, kontrollieren wir die Lage des pernasal eingeführten Tubus im Mesopharynx immer durch direkte Endoskopie, bevor wir ihn unter Sicht durch die Glottis in die Trachea vorschieben. Dabei zeigt sich, daß der Tubus viel häufiger auf der Seite der nasalen Passage liegt und beim weiteren Vorschieben nicht die Seite kreuzt, sondern meist in den gleichseitigen Sinus piriformis gleitet, wie das eine pernasal eingeführte Magensonde im allgemeinen auch tut. Es ist eher selten, daß der Tubus zur anderen Seite hin tendiert. Wir fanden das vorwiegend bei ausgeprägten Septumdeviationen, wenn eine Nasenhöhle nicht passierbar war.

Tabelle 1. *Lage des nasalen Tubus im Mesopharynx (100 aufeinanderfolgende Kontrollen)*

Der Tubus liegt gleichseitig lateral:	6 mal
Der Tubus liegt gleichseitig:	84 mal
Der Tubus liegt median:	8 mal
Der Tubus liegt gegenseitig:	2 mal
Der Tubus liegt gegenseitig lateral:	0 mal

Es bedeuten „gleich- bzw. gegenseitig" die einwandfreie Abweichung von der Medianen. „Gleich- bzw. gegenseitig lateral" heißt: Der Tubus liegt hinter dem Gaumenbogen im entsprechenden Mesopharynx.

Im Mesopharynx liegt der Tubus in 90% der Kontrollen auf der Seite der nasalen Passage, in 8% median und nur in 2% auf der Gegenseite. Einer dieser beiden Patienten hatte eine asymmetrische Mund- und Rachenhöhle durch einen großen Parotistumor auf der Gegenseite der nasalen Intubation, der auch die Öffnung des Mundes behinderte.

Zur Erklärung der Diskrepanz zwischen den Angaben bei GILLESPIE und unseren Befunden könnte man annehmen, daß bei den dortigen Patienten Septumdeviationen und andere Asymmetrien der Nase häufiger waren als bei uns. Einleuchtender ist jedoch eine andere Erklärung für die Abweichung des nasalen Tubus zur gegenüberliegenden Pharynxseite. Der Endotrachealtubus hat im Gegensatz zur Magensonde eine Krümmung. Während der Grad dieser Krümmung bei der heutigen nasalen Intubation „unter Sicht" nur eine unwesentliche Rolle spielt, war er bei der früher bevorzugten „blinden" Technik sehr bedeutungsvoll. Denn ein zu gering gekrümmter Tubus tendiert dabei zur Pharynxhinterwand und zum Abgleiten in den Oesophagus, während der zu stark gekrümmte Tubus leicht ventral in der Vallecula epiglottidis oder vorn in der Stimmritze oder auch am vorderen oberen Cricoidrand hängenbleibt.

Durch die Nasenhöhle wird der Tubus mit caudal gerichteter Konkavität eingeführt, damit er leichter in den Pharynx gleitet. Rotiert man das Rohr nun etwas nach auswärts, um es in die Mittellinie zu bringen, so wird die Konkavität zur gegenüberliegenden Pharynxseite gerichtet (Abb. 30a), die Tubusspitze überkreuzt dabei leicht die Mitte und wird dann auf der anderen Seite gefunden. Verhindert man bei der nasalen Einführung eine Rotation des Tubus, z. B. durch einen starren Mandrin, dann findet man die Tubusspitze im Rachen praktisch immer auf der Seite der intubierten Nase. Der starre Mandrin hat den weiteren Vorteil, daß man sich bei der „blinden" Technik einen sicheren Eindruck von der Lage des Tubus im Rachen verschaffen kann (s. Kap. III, 8).

4. Zur Anatomie des Larynx

Betrachtet man den von dorsal aufgeschnittenen Pharynx (Abb. 13), so liegt der Kehlkopf in der Medianen und genau im Luftstrom, welcher von der durch das schmale Septum geteilten Nase über die Rückseite des Gaumensegels und die beim Erwachsenen etwas caudal der Uvula liegende Epiglottis zur Stimmritze führt. Bei seitlicher Betrachtung liegt die Glottis etwas ventral von der hinteren Rachenwand, von welcher der Larynx durch den schmalen, queren Spalt des Oesophagusmundes getrennt wird.

Die Lage des Kehlkopfes im Luftstrom macht es verständlich, daß ein nasal eingeführter Katheter leicht durch die Glottis in den Kehlkopf gelangt, wenn er eine etwas nach ventral gerichtete Spitze hat (TIEMANN-Katheter) und während einer Inspiration rasch vorgeschoben wird. Die

Spitze wird dabei leicht nach medial gedreht. Der Katheter wird dann gewissermaßen durch die Inspirationsluft in den Kehlkopf gesaugt. Bleibt die nach ventral zeigende Spitze dann eventuall am cranialen Rand des Cricoids hängen, so genügt eine Drehung des Katheters oder ein Anheben des Kopfes, um die Sonde in die Trachea gelangen zu lassen.

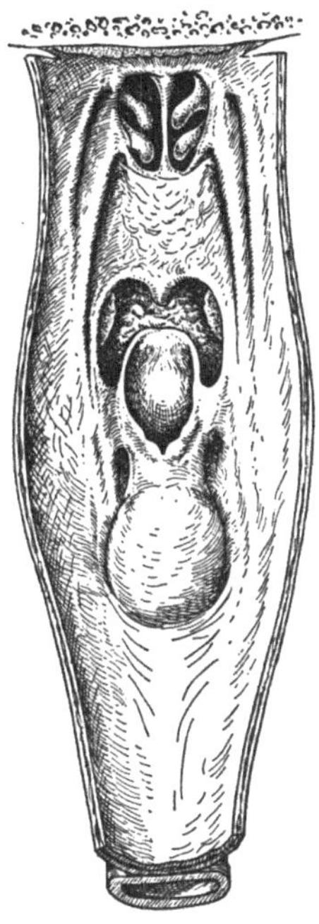

Abb. 13. Von dorsal her aufgeschnittener Pharynx. Von cranial her Choanen, weicher Gaumen, Isthmus faucium, Aditus ad laryngem, Oesophagus

Will man auf diese Weise statt des dünnen Saugkatheters einen Endotrachealtubus einführen, so geht das zwar manchmal nicht so leicht, weil er eher an Hindernissen hängenbleibt und nicht so einfach dirigiert werden kann. Immerhin ist diese Technik der „blinden" nasalen Intubation jahrzehntelang Routinemethode gewesen (s. Kap. I, 2).

Beim Erwachsenen steht der Kehlkopf tiefer als beim Kind (Abb. 14 bis 17). Im Säuglingsalter projiziert sich die Mitte der Schildknorpelplatte auf den 4. Halswirbelkörper, beim 10jährigen Kind auf den 5. H.W.K., beim erwachsenen Mann zwischen 5. und 6. H.W.K. und beim Greis noch tiefer (nach LANZ-WACHSMUTH). Die Stellung des Kehlkopfes kann erheblich variieren, in der Längsrichtung beim Erwachsenen um etwa eine Wirbelkörperbreite. Eine wesentliche Hilfe bei jeder Intubationstechnik und besonders bei der nasalen Intubation ist es, daß der Larynx ganz erheblich

nach beiden Seiten verschoben werden kann, und zwar ohne Schwierigkeiten auch manuell von außen.

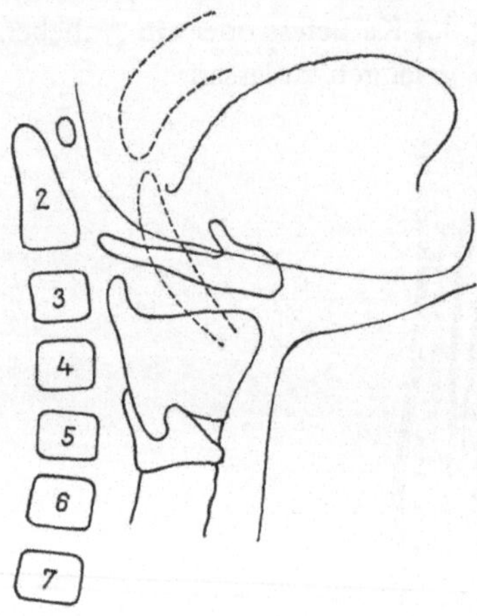

Abb. 14. Säugling; punktiert einge-
zeichnet Gaumensegel und Epiglottis

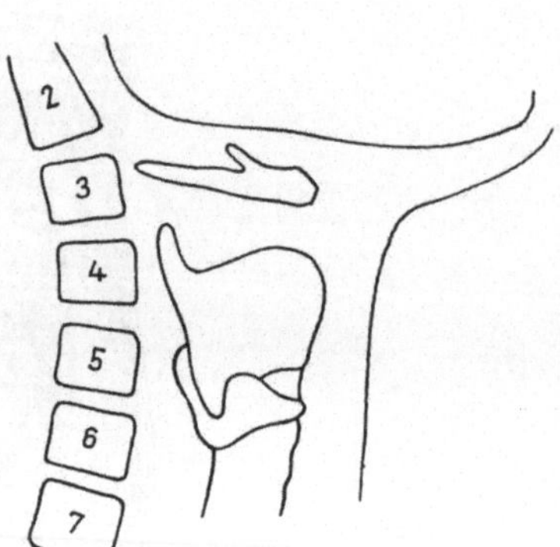

Abb. 15. 6jähriges Kind

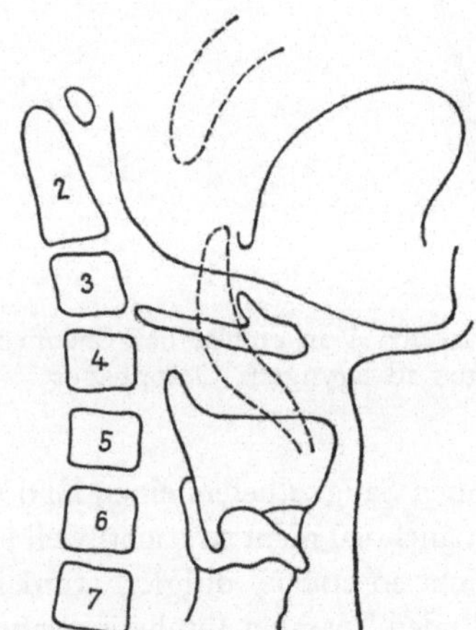

Abb. 16. Erwachsener; punktiert ein-
gezeichnet Gaumensegel und Epiglottis

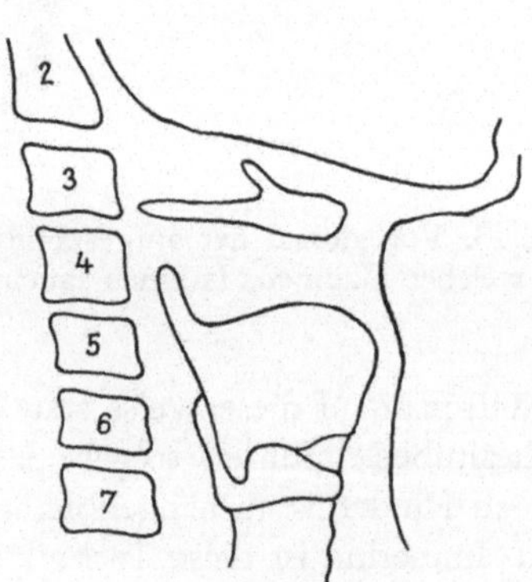

Abb. 17. Greis

Abb. 14–17. Die Stellung des Schildknorpels im Verhältnis zur Wirbelsäule.
(Aus LANZ-WACHSMUTH: Praktische Anatomie, Band Hals, S. 276. Berlin-
Göttingen-Heidelberg: Springer 1955)

Die oben geschilderten Lagebeziehungen ändern sich, wenn der Mund
geöffnet und wenn ein Laryngoskop zur direkten Endoskopie eingeführt
wird. Durch die „Einstellung" der Glottis wird der Larynx etwas mehr nach

ventral gezogen, was man daran erkennen kann, daß der normalerweise nur einen queren Spalt bildende Oesophagusmund nun eine runde Öffnung bekommt. Der Kehlkopf wird also aus dem Luftweg in den Speiseweg gezogen. Für die orale Intubation ist das günstig, denn der Tubus benutzt ja den Speiseweg, nicht dagegen für den auf dem Luftweg eingeführten Tubus bei der nasalen Technik. Diese mehr ventrale Stellung des Kehlkopfes macht bei der nasalen Intubation des Erwachsenen mit seinem tiefstehenden Larynx aber kaum Schwierigkeiten. Der Weg zwischen Choanen und Glottis ist so lang, daß man die Ventralstellung des Kehlkopfes durch einen entsprechend gebogenen Tubus, durch die Intubationszange oder einfach durch Druck auf den Kehlkopf von außen immer soweit ausgleichen kann, daß der Tubus die Glottis ohne Schwierigkeiten passiert. Anders beim Kind! Hier ist der Weg zwischen Choanen und Stimmritze kürzer, da der Kehlkopf um so höher steht, je jünger das Kind ist. Die mit der direkten Laryngoskopie verbundene Verschiebung des Kehlkopfes nach ventral läßt sich nicht so leicht ausgleichen und die nasale Intubation „unter Sicht" macht aus diesem Grunde manchmal Schwierigkeiten. Trotz aller genannten Hilfen ist es beim Säugling nicht immer möglich, einen Tubus, der die Nase glatt passiert hat, durch die Glottis in die Trachea zu leiten, während dies auf oralem Wege leicht gelingt. Der nasal eingeführte Tubus bleibt dabei nicht selten in der Stimmritze hängen, bzw. am oberen Cricoidrand, und man ist gelegentlich gezwungen, einen dünneren Tubus zu wählen, wenn man nicht oral intubieren will.

Nicht die Enge der Nase ist es also, die manchmal die nasale Intubation beim Säugling erschwert, sondern der hochstehende Kehlkopf, der Verschiebungen durch das Laryngoskop nicht so leicht ausgleichen läßt wie der relativ tieferstehende des Erwachsenen.

Es wäre für die nasale Intubation am Kind wahrscheinlich günstiger, wenn man die Laryngoskopie auch auf nasalem Wege vornehmen könnte, weil dann der Kehlkopf in seiner normalen Position im Luftstrom belassen würde. Leider geben die heute verfügbaren Fiberoptiken, mit denen man den Tubus statt des Mandrin armieren könnte, noch kein genügend scharfes Bild, im Gegensatz zu den wesentlich dickeren Fibersträngen, wie sie für die flexiblen Gastroskope Verwendung finden.

5. Zur Pathologie der Nase

Auch bei der nasotrachealen Intubation „unter Sicht" geschieht die Passage der Nase und des Nasenrachens praktisch „blind". Pathologische Veränderungen in diesen Gebieten, welche die nasale Intubation komplizieren können, sind daher für den Anaesthesisten von besonderer Wichtigkeit. Zu ihrer Erkennung sollte man unbedingt eine rhinologische Untersuchung veranlassen, wenn Anamnese, Inspektionsbefund und die getrennte

Prüfung der Durchgängigkeit beider Nasenhöhlen Hinweise auf Erkrankungen von Nase und Nasenrachen ergeben.

Hier folgt nur eine kurze Übersicht über häufiger vorkommende Erkrankungen und Anomalien, soweit sie für den Anaesthesisten von Interesse sind.

Am *Naseneingang* sind Entzündungen häufig: Furunkel, Folliculitiden, Impetigo, selten ein Erysipel. Eine Sondierung der Nase ist möglichst zu unterlassen, desgleichen bei Ekzemen im nässenden Stadium. Bei trockenem Ekzem, sowie bei narbiger Haut (nach Verletzungen, Verbrennungen, Lupus) reißt der Hautring der Nares leicht ein. Wenn man unbedingt nasal intubieren muß, sollen Naseneingang und Tubus gut eingefettet, bzw. gleitfähig gemacht werden, um die Haut zu schützen. Man wird die Intubation zunächst bei dem weiteren Nasenloch versuchen, trotzdem dieses nicht unbedingt auch die besser durchgängige Nasenhöhle anzeigt. Es hängt wahrscheinlich mit der so häufigen Septumdeviation zusammen, wenn wir immer wieder die Erfahrung gemacht haben, daß die Nasenhöhle auf der Seite des engeren Nasenloches besser durchgängig ist.

Nasenbluten

Bei der nasalen Intubation kommt es einerseits darauf an, Verletzungen der Nasenschleimhaut, die zu Nasenblutungen führen können, zu vermeiden. Andererseits sollen Patienten, die zum Nasenbluten neigen, möglichst vor der Intubation erkannt und von der nasalen Sondierung ausgeschlossen werden. Solche Patienten sind bei der täglichen Arbeit des Anaesthesisten nicht häufig. Um so wichtiger ist es, in entsprechenden Fällen daran zu denken.

Es gibt eine große Zahl von Ursachen lokaler und allgemeiner Art für das Nasenbluten, und es muß hier auf die Lehrbücher des HNO-Faches [9] verwiesen werden. Für den Anaesthesisten, der lediglich zu entscheiden hat, ob er nasal intubieren darf oder nicht, genügen im allgemeinen Anamnese, Allgemeinbefund und Inspektion des Naseneinganges und des Oropharynx. Gibt der Patient rezidivierendes Nasenbluten an, neigt er überhaupt zu schlecht stillbaren Blutungen und zu Hämatomen, hat er ausgeprägte Teleangiektasien im Gesicht, so ist Vorsicht geboten, desgleichen bei Kranken mit Hochdruck, Plethora oder oberer Einflußstauung. Blutspuren am Naseneingang und eine Blutstraße an der hinteren Rachenwand weisen auf Blutungsquellen in Nase und Nasenrachen hin und sind besonders wichtig bei der Untersuchung von benommenen oder bewußtlosen Patienten.

Ist in besonderen Fällen die nasale Sondierung trotz Neigung zu Nasenbluten nicht zu umgehen, so soll der Tubus nicht zu dick gewählt werden. Er muß weich sein, besonders an der Spitze, und soll gut gleitfähig gemacht werden. Bei der Einführung des Tubus ist besonders der *Locus Kiessel-*

bachi, ein leicht verletzliches Gefäßnetz vorne im Bereich des knorpeligen Septums (Abb. 34), zu schonen, was bei der üblichen Schräge der Tubusspitze am leichtesten geht, wenn die rechte Nasenseite intubiert wird (Abb. 25b).

Nasenseptum

Von den so zahlreichen Septumdeviationen (ein völlig median und sagittal stehendes Septum ist eine Rarität) bekommt der Anaesthesist im allgemeinen nur solche des vorderen, knorpeligen Septums zu sehen. Auch *hochgradige* Verlagerungen dieses Septumteiles – sogenannte Subluxationen, bei denen die vordere Septumkante neben dem Nasensteg sichtbar wird (Abb. 18) – stören bei der Intubation nicht, da sich dieser Septumknorpel ohne weiteres zur anderen Seite hin verschieben läßt.

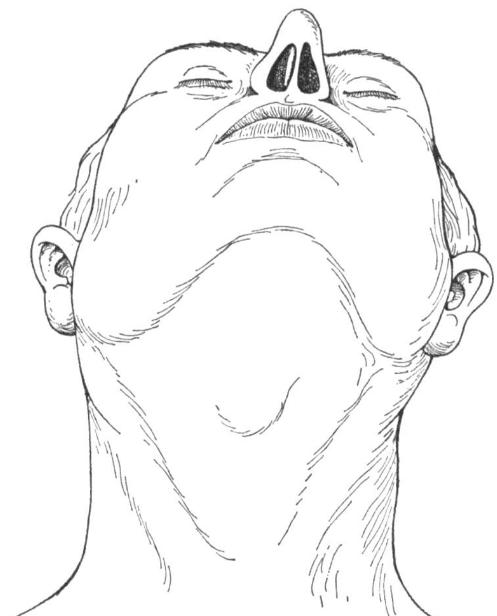

Abb. 18. Sogenannte Septumsubluxation

Wir haben zuerst mehrere Jahre lang die Nasenseite intubiert, zu der hin das Septum subluxiert war, Luftdurchgängigkeit bei der Prüfung der Nasenatmung natürlich vorausgesetzt (s. Kap. III, 1). Später versuchten wir immer zuerst die linke Nasenseite. Zur Zeit versuchen wir die Nasensondierung immer erst rechts, weil der in Intubationshaltung nach links abgeschrägte Tubus (Abb. 25b) die Naseschonender passiert und sich auch leichter durch die Glottis bringen läßt. Schwierigkeiten bei der Passage durch die Deviationen des knorpeligen Septums hatten wir nie.

2*

Anders ist es bei Verbiegungen und Leisten des knöchernen Septums, das nicht ausweichen kann. Ein starrwandiger Tubus wird hier eventuell aufgehalten, während ein Tubus mit nachgiebiger Wand an solchen Stellen komprimiert werden kann. Auf die unerwünschten Folgen solcher Einengungen wurde bereits hingewiesen (s. Kap. II, 1). Ohne Rhinoskopie kann der Anaesthesist solche Einengungen leider nicht feststellen, falls sie nicht so hochgradig sind, daß sie die Nasenatmung auf der betroffenen Seite fast völlig verlegen. Macht daher das Vorschieben des Tubus in der knöchernen Nase, also etwa zwischen 3 und 6 cm hinter der Spina nasi ant., Schwierigkeiten, wofür man sehr rasch ein gutes Gefühl bekommt, so soll der Tubus, wenn er überhaupt passiert, sogleich mit einem entsprechend dicken Absaugkatheter sondiert werden, um eventuelle Kompressionen zu erkennen. Solche Hindernisse können auch durch Leisten am Nasenboden verursacht sein. Meist gleitet der Tubus dann aber etwas mehr cranial ungehindert weiter, falls er nicht nachher in 6–7 cm Tiefe auf einen tief-stehenden Keilbeinkörper trifft (s. Kap. II, 1).

Ist eine Septumoperation in der Vorgeschichte vorausgegangen oder besteht eine Septumperforation, so verzichtet man, wenn möglich, besser auf die nasale Intubation. Ist sie nicht zu umgehen, so soll man den Befund vorher durch einen Rhinologen festlegen lassen, um vor späteren, ungerecht-fertigten Ersatzansprüchen gesichert zu sein.

Synechien zwischen medianer und lateraler Nasenwand als Folgen von Entzündungen, Traumen oder Operationen können ein Intubationshinder-nis darstellen. Meist wird die Nasenatmung der betroffenen Seite dadurch so beeinträchtigt, daß man die Behinderung bei der Voruntersuchung bemerkt.

Seitliche Nasenwand

Von hier aus können Muschelhypertrophien und Nasenpolypen die Tubus-passage behindern, meist aber nur dann, wenn sie die Nasenatmung auf-heben, was vorher leicht feststellbar ist. Polypen können durch den Tubus abgerissen und in den Rachen geschoben werden. Auch ins Tubuslumen können sie gelangen. Um eine Verlagerung solchen Materials in die Trachea zu vermeiden, soll der Tubus, wenn irgend möglich, im Rachen durch direkte Endoskopie inspiziert und gegebenenfalls dabei noch einmal auf Durchgängigkeit überprüft werden, bevor er dann „unter Sicht" in die Trachea geschoben wird.

Entzündungen der Nasenhöhle und der Nasennebenhöhlen

Bei einer akuten Sinusitis oder einer akuten schleimig-eitrigen Rhinitis wird man nicht nasal intubieren, auch nicht bei einseitigen Prozessen auf der anderen Seite, um die Entzündung nicht ungünstig zu beeinflussen. Auch bei chronischen Entzündungen wird man das Risiko einer nasalen Intuba-tion sorgfältig abwägen. Wird allerdings durch den Eingriff eine Ursache der chronischen Entzündung, z. B. eine hyperplastische Rachenmandel oder ein Polyp beseitigt, so haben wir keine nachteiligen Folgen der nasalen Intubation gesehen. Das gilt besonders für die so verbreiteten chronisch rezidivierenden Nasenracheninfekte der Kinder, von denen man manche überhaupt nie infektfrei zu sehen bekommt. Wir operieren sie und intubieren dabei auch nasotracheal, wenn nicht gerade ein akuter Schub vorliegt [43]. Bilden diese Infekte dagegen nur einen Nebenbefund, handelt es sich also um Operationen solcher Kinder in der Allgemeinchirurgie, Urologie, Ophthalmologie usw., dann intubieren wir allerdings lieber oral, falls es nicht möglich ist, die Luftwege vorher zu sanieren, was man immer anstreben sollte.

Über das Problem der Verkeimung des nasal eingeführten Tubus durch die Bakterienflora der Nase und des Nasenrachens vgl. Kap. V, 3.

Choanen

Natürlich stellt die Choanalatresie für die nasale Intubation ein Hindernis dar, das jedoch vorher leicht erkannt wird, wenn man die Luftdurchgängigkeit der Nasenhöhlen einzeln prüft. Stenosen, welche die Choanen nur einengen und bei der Prüfung nicht erkannt werden, sind sehr selten.

6. Zur Pathologie des Epipharynx

Beim Jugendlichen und Erwachsenen gibt es eine Reihe von Tumoren des Epipharynx, die sich dem Anaesthesisten im allgemeinen durch Verlegung der Nasenatmung anzeigen. Beim Kind ist die Rachenmandel oft hyperplastisch, besonders zwischen dem 3. und 8. Lebensjahr, und meist verbunden mit einer Hyperplasie aller lymphatischen Organe. Bei rezidivierenden Infekten der oberen Luftwege findet sich nicht selten reichlich zäher Schleim im Nasenrachen, der durch den Tubus verschleppt werden kann.

Selten sind Synechien zwischen Gaumensegel und hinterer Rachenwand. Wir sahen sie zweimal nach Gaumenspaltenoperationen. Verwachsungen im Epipharynx kommen, ebenfalls sehr selten, nach rigorosen Adenotomien vor. GREVEN, H. (persönliche Mitteilung) hat mehrere solcher Kinder, bei denen die Nasenatmung völlig verlegt war, nachoperiert.

Abgesehen von der mechanischen Verlegung der Epipharynxpassage durch übergroße Adenoide und durch Tumoren, die eine Sondierung überhaupt unmöglich werden läßt, besteht die Gefahr, daß der Tubus bei weniger ausgedehnten Prozessen zwar durchgeht, aber Teile des Gewebes abschert und in den Mesopharynx verlagert. Ebenso wie der oben erwähnte zähe Schleim kann dieses Gewebe das Tubuslumen verlegen, oder es kann bei der „blinden" nasalen Intubation unbemerkt mit dem Tubus in die Trachea gebracht werden. Um solche Zwischenfälle zu vermeiden, soll die

Glottispassage möglichst „unter Sicht" des Laryngoskopes erfolgen. Dabei ist es leicht, die Tubusspitze im Mesopharynx auf Gewebeteile und auf Schleim zu kontrollieren. Muß man in Ausnahmefällen doch blind intubieren, so soll man die Durchgängigkeit des Tubus noch einmal mit einer Sonde prüfen, bevor man ihn nach der Nasenrachenpassage in den Larynx schiebt.

7. Zur Pathologie des Larynx

Pathologische Veränderungen im Kehlkopfbereich werden ohne Laryngoskopie nicht selten übersehen. Die Intubation „unter Sicht" bietet daher gegenüber den „blinden" und auch gegenüber den „taktilen" Techniken wesentliche Vorteile. In vielen Fällen sind bei der direkten Laryngoskopie, wie sie zur Intubation angewendet wird, Aditus ad laryngem, Glottis und ein Teil der Trachea gut zu übersehen. Das ist aber nicht immer der Fall. Bei ungünstigen anatomischen Verhältnissen kommt nur ein Teil der normalerweise sichtbaren Strukturen ins Blickfeld, manchmal überhaupt nur die Gegend der Ary-Knorpel. Der Anaesthesist kann daher durchaus einmal etwas übersehen. Pathologische Veränderungen des Larynx begegnen dem Anaesthesisten relativ selten. Hier sollen daher nur die häufigsten kurz erwähnt werden. Im übrigen sei auf die Lehrbücher der Laryngologie [9] verwiesen.

Stimmbandlähmungen

In der Anfangszeit der Endotrachealnarkose wurde die Intubation gelegentlich für Stimmbandlähmungen verantwortlich gemacht [7]. Da der Anaesthesist mit der motorischen Innervation der Kehlkopfmuskeln kaum in Konflikt geraten kann, ist diese Behauptung ziemlich unwahrscheinlich, und heute hört man sie nicht mehr. Trotzdem empfiehlt es sich, die Glottis vor der Intubation auf Stimmbandlähmungen zu kontrollieren. Für die Zwecke des Anaesthesisten genügt es meist, die Position der Stimmbänder kurz vor der Intubation mit Hilfe des Laryngoskopes zu betrachten, da man aus ihrer Stellung Rückschlüsse auf eventuelle Lähmungen ziehen kann, auch ohne die Beweglichkeit prüfen zu können, was wegen der Muskelrelaxierung nicht möglich ist. Bei begründetem Verdacht auf eine Läsion dagegen (z. B. Heiserkeit nach Strumektomie) wird man den Befund unbedingt vor Einleitung der Narkose mittels indirekter Laryngoskopie überprüfen. Einseitige Stimmbandlähmungen können aber auch vorliegen, ohne daß über Heiserkeit oder Luftnot geklagt wird. Der vom N. vagus motorisch versorgte Kehlkopf kann Schädigungen erfahren, welche den Nerven auf sehr verschiedenen Ebenen treffen: zentral im Kerngebiet, im Vagusstamm und schließlich in den peripheren Verzweigungen. Den Anaesthesisten interessieren vor allem die peripheren Lähmungen, die übrigens wesentlich komplizierter sind, als sie hier geschildert werden können (vgl.

HNO-Lehrbuch). Auch sind noch nicht alle Probleme auf diesem Gebiet gelöst.

Am häufigsten sieht man ein- oder doppelseitige Recurrenslähmungen. Das gelähmte Stimmband steht in „Kadaverstellung", d. h. unbeweglich in Lateralposition. Bei länger bestehender einseitiger Recurrenslähmung wird die Stimmritze asymmetrisch, was auch in Muskelrelaxierung erkennbar ist. Meist steht das gesunde Stimmband weiter medial als das gelähmte. Kann man die Glottis während der Phonation beobachten, so tritt das gesunde Stimmband dabei über die Mittellinie hinweg bis an das unbewegliche, gelähmte heran. Doppelseitig Recurrensgelähmte zeigen beim Phonationsversuch keinen Stimmritzenschluß. Sie sind ständig heiser, haben aber keine Luftnot.

Bei Abduktionslähmung steht das gelähmte Stimmband praktisch in der Mittellinie und nur das gesunde wird abduziert. Ist die Lähmung doppelseitig, so besteht Luftnot, besonders bei Anstrengungen, und man hört inspiratorischen Stridor. Nach der Extubation solcher Patienten kann plötzlich schwerste Atemnot auftreten.

Fall 1: 35jährige Frau, die wegen des Rezidivs einer inaktiven Knotenstruma operiert wurde. Präoperativ laryngologisch unauffällig. Glatte Narkose bei nasaler Intubation mit einem Drahtspiraltubus 34 Charr. Nach der Extubation zunächst für 5 min freie Atmung, Patientin wird ansprechbar. Dann zunehmender inspiratorischer Stridor, forcierte Atmung mit Einziehungen im Jugulum. Der Sterno-cleido wird bei der Atmung kontrahiert. Innerhalb von weiteren 10 min wird die Frau cyanotisch und erneut bewußtlos. Die direkte Laryngoskopie zeigt adduzierte Stimmbänder, die bei der Inspiration praktisch nicht auseinanderrücken. Erneute Intubation, danach rasche Erholung. Bei nochmaligem Extubationsversuch sofort wieder inspiratorischer Stridor und rasch zunehmende Cyanose. Wieder Intubation. Tracheotomie. Seither doppelseitige Abductionslähmung, die allen Therapieversuchen trotzt.

Fall 2: 40jährige Frau. Vor 10 Jahren Strumektomie. Sie habe bald anschließend schlecht Luft bekommen, besonders bei Anstrengungen und bei nebligem Wetter. In letzter Zeit zunehmende Atembeschwerden. Schlanke Frau, klare Stimme. Lauter inspiratorischer Stridor, sehr stark ausgeprägte Mm. sterno-cleido. Bei der indirekten Laryngoskopie stehen die Stimmbänder in Paramedianstellung und zeigen bei der Inspiration nur schwache Abductionsbewegungen. Wenige Tage nach der Aufnahme Anfall von heftiger Atemnot mit zunehmender Cyanose. Not-Intubation. Bei mehrfachen Extubationsversuchen immer bedrohliche Atemnot. Tracheotomie. Bisher unverändert.

Die beiden geschilderten Fälle zeigen, daß die Abductionslähmung zwar sofort nach der Operation vorhanden sein kann, daß sie unter Umständen aber auch erst nach Jahren zum Eingreifen zwingt.

Internusschwäche ist eine nicht seltene laryngologische Diagnose bei chronischer Heiserkeit. Für den Anaesthesisten ist sie nur insofern interessant, als sie vor der Intubation im Narkose-Protokoll vermerkt werden sollte.

Entzündungen

Die akute Laryngitis mit Heiserkeit, Halsschmerzen, Fieber und Husten, kurzfristig aufgetreten, ist meist ohne Endoskopie zu diagnostizieren. Eine Intubation sollte man möglichst vermeiden.

Als Folge von Entzündungen im Larynx-Pharynx-Bereich kann Glottisödem auftreten. Eine begleitende Schwellung der Epiglottis und der aryepiglottischen Falten kann die Orientierung im Pharynx sehr erschweren und die Intubation gelegentlich unmöglich machen. Das Glottisödem sollte also unbedingt vor Einleitung der Narkose diagnostiziert werden. Durch die vorherige indirekte Laryngoskopie kann man sich die Orientierung erleichtern. Keinesfalls darf man Narkose und Muskelrelaxierung einleiten, bevor man sicher ist, den Patienten auch intubieren zu können.

Beim Glottisödem und bei anderen Entzündungen des Larynx-Trachea-Bereiches, die besonders beim Säugling die Luftpassage gefährlich behindern können, wird heute gelegentlich die nasale Dauerintubation empfohlen, mit welcher die Zeit bis zum Abklingen der entzündlichen Schwellungen manchmal überbrückt und so die Tracheotomie umgangen werden kann (vgl. Kap. III, 11).

Tumoren

Tumoren der Glottisgegend machen chronische Heiserkeit und manchmal Reizhusten und sollten vor der Intubation diagnostisch abgeklärt sein. Große Tumoren stellen manchmal ein Intubationshindernis dar. Durch die Intubation kann unter Umständen Carcinom-Gewebe in die Trachea verimpft werden.

Eine besondere Rolle spielt das Stimmbandgranulom, das gelegentlich der Intubation angelastet wird und sogar ausdrücklich als „Intubationsgranulom" bezeichnet wird (BECKMANN, G., in [8]). Interessanterweise soll es nach Bronchoskopien nicht auftreten. Bei zahlreichen Zweitintubationen während meiner 20jährigen Tätigkeit am selben Hause habe ich niemals eine solche Intubationsfolge gesehen. Dabei sind Stimmbandgranulome sonst gar nicht selten, und der Anaesthesist tut gut daran, einen entsprechenden Befund im Narkoseprotokoll zu vermerken.

Fall 3: Der weiterbehandelnde Arzt stellte 3 Monate nach der Tonsillektomie bei einer 25jährigen Patientin Stimmbandgranulome fest und teilte uns mit, nach seiner Ansicht sei dies eine Folge der Intubationsnarkose. Die Kontrolle ergab, daß die Tonsillektomie in Lokalanaesthesie erfolgt und die Patientin noch nie in ihrem Leben intubiert worden war.

Das soll keineswegs heißen, es könne keine Intubationsschäden geben. Der geschilderte Fall soll den Anaesthesisten lediglich zu einer sorgfältigen Inspektion der Stimmbänder bei der Laryngoskopie vor der Intubation veranlassen. Vgl. auch das Kap. Komplikationen! Neuerdings sind nach Dauerintubationen Stimmbandgranulome beschrieben worden [3, 67]. Wenn es richtig ist, daß man sie nach Bronchoskopien nicht findet, dann scheint die *länger* dauernde Reizung der Stimmbänder eine Ursache zu sein.

Lageanomalien des Kehlkopfes

Der Kehlkopf ist ein in allen Richtungen relativ gut bewegliches Organ und kann daher erheblich aus seiner normalen Stellung abweichen. Häufig erkennt man eine narbige Verziehung nach Operationen oder nach Strahlentherapie bereits von außen an der Stellung des Schildknorpels. Bei Adipösen und bei Patienten mit Strumen läßt sich der Schildknorpel manchmal nicht tasten, und es empfiehlt sich dann immer, vorher indirekt zu laryngoskopieren, um einen Anhalt für die Position des Kehlkopfes zu erhalten, was besonders bei der „blinden" Intubationstechnik wichtig ist.

Zusammengefaßt sei wiederholt, daß die Inspektion des Kehlkopfes vor oder spätestens bei der Intubation ein wertvolles Hilfsmittel ist, auf das man möglichst nicht verzichten sollte.

III. Die nasotracheale Intubation

1. Die Voruntersuchung

Die Voruntersuchung des Mundes und des Kehlkopfes unterscheidet sich nicht von der zur oralen Intubation. Fragile Zähne, ein hoher Gaumen u. ä. können gegebenenfalls die nasale Intubation nahelegen. Eine Lippenspalte kann mit einer Gaumenspalte kombiniert sein, als deren Folge wir zweimal Synechien des weichen Gaumens mit der Rachenhinterwand sahen, welche die Nasenrachenpassage behinderten. Die Kinder hatten nasale Sprache, und die Nasenatmung war aufgehoben. Besondere Gesichtspunkte hinsichtlich des nasalen Weges sind bei der Anamnese, der Erhebung des Allgemeinbefundes und bei der Untersuchung der Nase und des Rachens zu beachten.

Anamnese

Gefragt werden soll nach allen Erkrankungen, bei denen mit einer erhöhten Neigung zu Nasenbluten gerechnet werden muß, in erster Linie also nach dem arteriellen Hochdruck und weiter nach Blutungsneigungen und Gerinnungsstörungen aller Art bis zur Antikoagulantientherapie.

Wichtig ist auch die Frage nach vorausgegangenen Operationen an und in der Nase. Nach Septumoperationen wird man mit der nasalen Intubation zurückhaltend sein, um nicht Septumperforationen angelastet zu bekommen. Auch nach Kieferhöhleneingriffen mit einem nasalen Fenster intubieren wir möglichst nicht auf dieser Seite. Nach kosmetischen Nasenoperationen ist Zurückhaltung mit der nasotrachealen Intubation zu empfehlen.

Allgemeinzustand

Gefahndet wird nach den Zeichen der oben genannten Erkrankungen. In jedem Falle notwendig sind die Blutdruckmessung und die Urinuntersuchung auf Erythrocyten im Sediment. Bei entsprechendem Verdacht sollen die Laboruntersuchungen auf Blutungs- und Gerinnungsstörungen veranlaßt werden.

Lokalbefund

Bei der Inspektion der äußeren Nase wird auf Rötung des Naseneinganges, Ekzeme, Furunkel usw. geachtet. Furunkel im Vestibulum nasi zeigen sich

manchmal zuerst durch eine Asymmetrie der Nares. Die Betastung der
Weichteilnase ist dann schmerzhaft. Sonst sind asymmetrische Nares meist
Folge einer Septumdeviation, und bei der sogenannten Subluxation ist die
vordere Kante des knorpeligen Septums neben dem Nasensteg sichtbar
(Abb. 18). Sehr enge Nares können unter Umständen den Tubusdurch-
messer begrenzen. Über die Weite der inneren Nase sagen sie nicht viel aus.

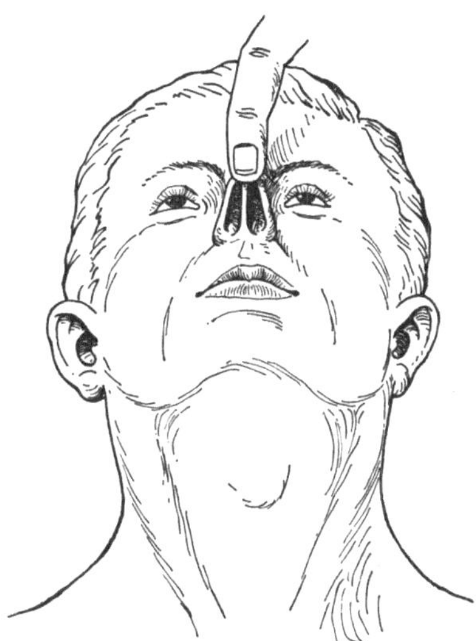

Abb. 19. Anheben der Nasenspitze zur Inspektion des Vestibulum nasi

Bei guter Beleuchtung kann man einen Teil der Nasenhöhle übersehen,
wenn die Nasenspitze angehoben wird (Abb. 19). Die Durchgängigkeit der
Nasenhöhlen prüfen wir einzeln unter Zuhalten der anderen Seite. Es
genügt im allgemeinen festzustellen, ob die betreffende Nasenseite überhaupt luftdurchgängig ist, was am einfachsten durch Vorhalten des Hand-
rückens geprüft wird. Die Stärke des Luftstromes, die man durch Be-
schlagenlassen eines vorgehaltenen kalten Spiegels kontrollieren kann, sagt
wenig über die Sondierbarkeit der Nasenhöhle aus, da der Tubus mühelos
Gewebe wie Schleimhautpolster und Muschelhypertrophien zur Seite
drückt, das den Luftstrom erheblich behindern kann. Dasselbe gilt für die
Deviationen des knorpeligen Septums.

Bei der Inspektion des Pharynx weisen Schleimstraßen an der Rachenhinterwand auf eine verstärkte Sekretion aus Nase bzw. Nasenrachen hin.
Erkrankungen der Nasenschleimhaut oder der Nasennebenhöhlen sind
häufige Ursachen. Gehen solche Sekretionen über längere Zeit, so haben die
Patienten nicht selten gleichzeitig eine chronische Bronchitis.

Bei Kindern weisen nasale Sprache, chronischer Schnupfen und verlegte
Nasenatmung auf eine Hyperplasie der Rachenmandel hin.

Ergibt sich der Verdacht auf Erkrankungen der Nase, der Nasennebenhöhlen oder des Nasenrachens, so wird eine fachrhinologische Untersuchung
mit vorderer und hinterer Rhinoskopie und den erforderlichen Röntgen-
aufnahmen veranlaßt.

Nach Abschluß der Voruntersuchung muß beurteilt werden,

a) ob die nasale Intubation notwendig oder wünschenswert und

b) ob sie möglich ist.

Zur Frage a), der Indikation zur nasalen Intubation, soll später im
Zusammenhang Stellung genommen werden (vgl. Kap. VI). Möglich ist
die nasale Intubation, wenn ein ausreichend weiter Tubus die Nase passieren
kann und wenn keine Anomalien oder Erkrankungen die nasale Sondierung
verbieten.

Bezüglich der Gefahr von Schleimhautverletzungen und Blutungen aus
der Nase müssen Vor- und Nachteile des nasalen Weges gegeneinander
abgewogen werden. Bei ausgesprochener Neigung zu schwer stillbarem
Nasenbluten verbietet sich der nasale Weg. Wie weit man sonst bei der
Möglichkeit eines Nasenblutens mit der Indikation zur nasalen Intubation
gehen will, ist eine Ermessensfrage und hängt auch von der persönlichen
Erfahrung des intubierenden Arztes ab. Auf die Frage, wieweit Infektionen
der Nase die nasale Intubation verbieten, wird später im Zusammenhang
der Verkeimung des Tubus durch das Nasensekret eingegangen (vgl.
Kap. V, 3).

Wenn die Nase überhaupt luftdurchgängig ist, läßt sich beim Erwachsenen praktisch immer ein Tubus von mindestens 32 Charr. ohne Kompression einführen; nur in seltenen Fällen ist die Nase enger. Bis vor kurzem
waren wir der Meinung, daß Tuben von 32 Charr. für eine längerdauernde
Beatmung von Erwachsenen zu eng seien und den Atemwiderstand zu sehr
vergrößern. Wie wir später noch ausführen werden (Kap. V, 2), zeigen die
Erfahrungen bei einer neueren Operationstechnik der Laryngologen, bei
der im Larynx unter dem Mikroskop operiert wird, während die Beat-
mungsnarkose am relaxierten Patienten durch einen möglichst dünnen und
die Operation wenig störenden Tubus läuft, daß man auch mit wesentlich
engeren Tuben eine ausreichende Ventilation über Stunden erzielen kann.
Wichtigste Bedingung ist dabei, daß der Tubus nicht irgendwo komprimiert
wird.

Andererseits ist es nicht selten möglich, Tuben bis 36 Charr. beim
Erwachsenen unkomprimiert durch die Nase zu führen. Allerdings läßt sich
eine so weite Nase bei der Voruntersuchung gegebenenfalls nur vermuten,
und man muß bei der Intubation dickere Tuben probieren, falls ihre
Verwendung notwendig erscheint. Ebenso kann man die weitere Nasenseite
im allgemeinen auch erst bei der Intubation feststellen. Bei Kindern unter
8 Jahren wird die Nase, vorausgesetzt, daß sie überhaupt luftdurchgängig

ist, immer von einem Tubus solcher Weite passiert, welche dem Glottis-
bzw. dem Cricoidlumen entspricht.

2. Allgemeine Bemerkungen zur Technik der nasotrachealen Intubation

Bei der oralen Intubation hat der Tubus bis zur Einführung in das
Lumen des Kehlkopfes einen weiten Spielraum im Mund und kann nach
allen Seiten ausgiebig verschoben werden, vorausgesetzt natürlich, daß der
Mund weit genug geöffnet und der Kehlkopf eingestellt werden kann.
Anders ist es beim nasotrachealen Weg: Der enge Kanal der Nase und die
beinahe rechtwinklige Biegung im Nasenrachenraum zwingen dem Tubus
schon hier eine fixierte Bahn auf, die allerdings den Vorteil hat, bereits im
Luftweg zu liegen. Der orotracheale Tubus benutzt dagegen zuerst den
Speiseweg. Die geringe Verschieblichkeit des nasal eingeführten Tubus,
dessen Weg meistens im Mesopharynx noch korrigiert werden muß,
bereitet gelegentlich Schwierigkeiten, besonders wenn der Kehlkopf relativ
hochsteht wie beim Kind. Wir werden dort darauf zurückkommen. In Nase
und Nasenrachen selbst bestehen zwei Komplikationsmöglichkeiten, wenn
man von der Verkeimung des Tubus absieht, auf die später (Kap. V, 3)
eingegangen werden soll. Diese Komplikationen, die besonders deshalb zu
beachten sind, weil man den Weg des Tubus durch die Nase nicht wie den
durch den Mund mit dem Auge kontrollieren kann, sind erstens Verletzungen von Schleimhäuten oder tiefergelegenen Strukturen und zweitens
Kompression des Tubus durch Einengungen von außen oder durch Ab-
knickung.

Verletzungen der Nasenschleimhäute kommen vor, sind aber meist
harmlos und ohne Folgen (vgl. Kap. V, 1). Dagegen kann der Tubus die
Rachenmandel im Epipharynx verletzen, dadurch eine Blutung verursachen, adenoides Gewebe in die Tiefe verschleppen und eventuell auch
dadurch in seinem Lumen verlegt werden. Die Gefahr der Rachenmandel-
verletzung besteht beim Kind, während der Tubus beim Erwachsenen am
Atlaswulst hängenbleiben kann. Ein weiteres Vorschieben kann dann
unmöglich sein, und wird es doch erzwungen, so kann die hintere Rachenwand verletzt und sogar perforiert werden. Häufiger wird der Tubus bei der
Ablenkung durch den Atlaswulst in die Richtung des Epipharynx abge-
knickt und in seinem Lumen verengt.

Im Epipharynx liegen die Hindernisse an der hinteren und oberen
Rachenwand. Nach vorne zu ist genügend Platz, zumal der weiche Gaumen
noch etwas nach ventral verschoben werden kann (Abb. 1). Um Verletzungen des Rachens und Abknickungen des Tubus zu vermeiden, ist es
daher zweckmäßig, die Abbiegung nach caudal möglichst direkt nach Austritt des Tubus aus den Choanen anzustreben. Wir erreichen dies durch

Fixierung des Tubus auf seinem Weg durch die Nase mit einem gebogenen Mandrin, der dem Rohr eine solche Krümmung gibt, daß es gleich nach Austritt aus der Nase im Epipharynx nach unten gleitet und erst weiter caudal Kontakt mit der Rachenhinterwand bekommt.

Ein entsprechend gebogener Gummitubus hat zwar auch die Tendenz, der Krümmung des Luftweges im Nasenrachen zu folgen, wird aber auf dem Wege durch den starren Kanal der knöchernen Nase mit ihren Leisten und Kanten in seiner Biegung beeinflußt und trifft dann eventuell doch auf den Atlaswulst. Andererseits birgt auch der Mandrin, der dem Tubus einen Weg in der Nase aufzwingt, gewisse Gefahren, auf die im Kapitel V, 1 eingegangen wird. Trotzdem hat sich uns die nasale Intubation mit dem durch einen Mandrin versteiften Tubus seit Jahren gut bewährt.

Die nasotracheale Intubation kann „blind" oder „unter Sicht" erfolgen. Dieser Unterschied bezieht sich nur auf die Larynxpassage, die bei der Technik „unter Sicht" mit Hilfe eines oral eingeführten Laryngoskopes erfolgt, genau wie bei der orotrachealen Intubation. Der Weg des Tubus durch Nase und Nasenrachen ist auch bei dieser Technik „blind", d. h. wird nicht visuell kontrolliert.

Eine solche Sichtkontrolle der nasalen Passage des Tubus ist aber heute möglich, wie wir unten sehen werden. Deshalb sollten die bisherigen Intubationsmethoden korrekter bezeichnet werden als *nasotracheale Intubation mit* bzw. *ohne orale Laryngoskopie.*

Da die Intubationsmethoden mit Sichtkontrolle den blinden Techniken vorzuziehen sind, wurden Versuche unternommen, die Sichtmöglichkeiten zu verbessern. Wir selbst haben versucht, den Weg des Tubus durch die Nase durch eine starre Geradeaus-Optik, mit welcher das Intubationsrohr armiert wurde, visuell zu verfolgen. Das starre Rohr behindert dann aber die Abbiegung des Tubus im Epipharynx und mußte dafür durch einen gebogenen Mandrin ersetzt werden. Dieses Auswechseln der Führung war unbequem, und der Sichtgewinn lohnte den Aufwand nicht. Weitere Versuche, durch eine Rechtwinkeloptik im Epipharynx nach caudal blicken zu können und den Tubus eventuell unter Sichtkontrolle in den Larynx zu schieben, scheiterten daran, daß sich der weiche Gaumen bei Rückenlage des Patienten der hinteren Rachenwand anlegt und die Sicht versperrt. Auch wenn man das Gaumensegel durch ein nasal eingeführtes rechtwinkliges Rohr von der hinteren Rachenwand abdrängt, so behindert die nach dorsal überhängende Epiglottis den Blick auf den Kehlkopfeingang. Diese Versuche waren also erfolglos. Wir hatten dann vor, den nasalen Tubus mit einer Fiberoptik zu armieren und ihn so unter Sicht durch Nase und Rachen in den Larynx zu schieben, aber die Techniker sagten uns (1966), daß ein Bild durch eine entsprechende dünne Fiberoptik zu unscharf sei, um sich orientieren zu können, im Gegensatz zu dem viel dickeren Glasfaserstrang des Gastroskopes.

Inzwischen haben MURPHY, P. [75] und KRONSCHWITZ, H. (vgl. S. 49)
berichtet, daß sie mit Hilfe von Fiberoptik-Endoskopen den nasal eingeführten Tubus unter Sicht durch die Glottis bringen konnten, wenn sie
das flexible Endoskop in das im Mesopharynx liegende Intubationsrohr ein-
führten (vgl. Kap. III, 10).

Hat man die Wahl, mit oder ohne Laryngoskopie nasal zu intubieren, so
sollte man unbedingt den ersteren Weg bevorzugen. Nur so kann man
erkennen, ob der Tubus richtig im Pharynx liegt und nicht retropharyngeal
vorgeschoben wurde. Man sieht genau, wo sich die Tubusspitze befindet, ob
sie frei ist oder Nasenschleim und adenoides Gewebe aus der Rachenmandel
mitführt, das sie in die Trachea verschleppen kann. Schließlich kann man
genau verfolgen, wie der Tubus die Glottis passiert und wo er etwa hängenbleibt. Die Sichtkontrolle erleichtert die Intubation, macht das wiederholte
„Probieren" der blinden Techniken überflüssig und vermeidet dadurch
Nebenverletzungen.

3. Das Gerät

Für die Endotrachealkatheter zur nasalen Intubation gibt es verschiedene Vorschläge. Die speziell als Nasotrachealtuben bezeichneten Katheter
haben eine besonders weiche Wand und eine länger ausgebildete Spitze als
die Orotrachealtuben. Die längere Spitze soll das Hineingleiten in die
Glottis erleichtern, und die weiche Wand soll Schleimhautverletzungen
vermeiden helfen. Der Nachteil des weichen Rohres ist seine leichte
Komprimierbarkeit. Es treten eher Einengungen des Tubuslumens auf,
die auf jeden Fall unerwünscht sind (vgl. Kap. V, 2). Stenosen werden
sicher vermieden, wenn man Drahtspiraltuben verwendet. Sie sind aber
kaum im Gebrauch, weil sie oft Schwierigkeiten bei der Einführung in die
Nase machen und nicht selten kleine Verletzungen mit Nasenbluten verursachen. Neuerdings wurde ein S-förmig gekrümmter Tubus für die nasale
Intubation empfohlen [110], der den physiologischen Krümmungen im
Pharynx-Larynxkanal besonders gut angepaßt sein soll, ähnlich wie der orotracheale Tubus nach KUHN, und daher besonders wenig Druck auf Larynx
und Trachealwand ausüben soll. Das gilt aber nur für den bereits eingeführten Tubus. Auf dem Wege zur Trachea muß das Rohr, nachdem die
Spitze die Nase passiert hat, im Pharynx um 180° gedreht werden, um die
Glottis zu passieren. Diese Drehung ist sicher kein Vorteil. Folgen von
Druckschäden haben wir bei unseren Intubationen für Endotracheal-
narkosen nicht gesehen. Vielleicht ist dieser Tubus aber von Nutzen bei
Dauerintubationen, bei denen man die Druckwirkungen durch den Tubus
so gering wie möglich halten möchte.

Besondere Sorgfalt wird auch der Krümmung des Tubus gewidmet.
GILLESPIE [39] empfahl für den Nasotracheal-Tubus eine Krümmung mit
dem Radius von 20 cm. Diese Krümmung soll erstens verhindern, daß die

Tubusspitze an der hinteren Rachenwand hängenbleibt, und zweitens soll
sie die Glottispassage erleichtern. Für die blinde, nasale Intubation, in der
GILLESPIE ein Meister war, ist die exakte Krümmung des Tubus auch
besonders wichtig. Man kann sich die Tuben leicht selbst krümmen, indem
man sie mit einem entsprechend gebogenen Mandrin sterilisiert. Auch
durch längeres Lagern in einem runden Glasgefäß mit dem gewünschten

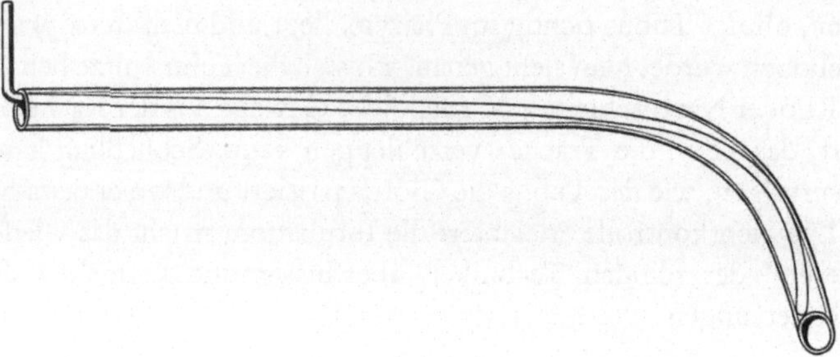

Abb. 20a. Tubus von 32 Charr. mit Mandrin im Lumen

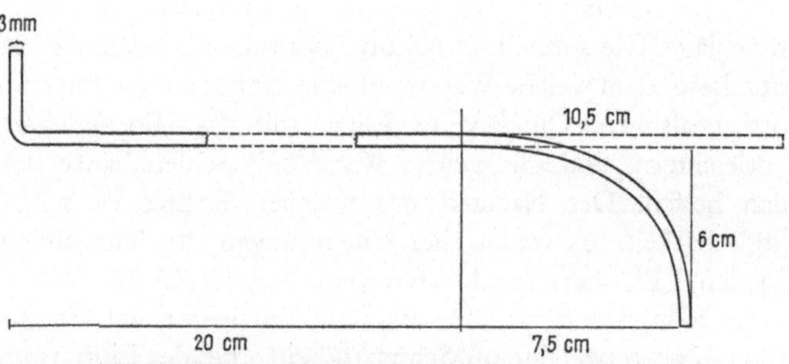

Abb. 20b. Mandrin für einen Tubus von 32 Charr.

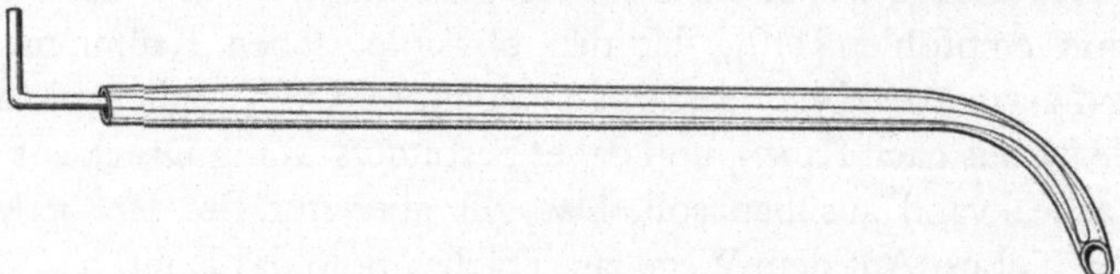

Abb. 21a. Tubus von 24 Charr. mit Mandrin im Lumen

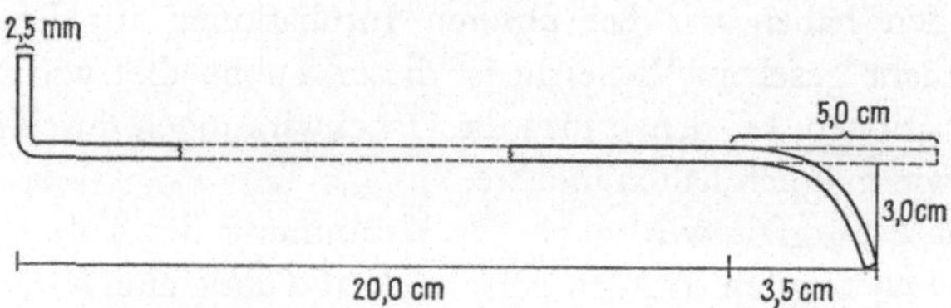

Abb. 21b. Mandrin für Tubus von 24 Charr. ¹/₃ der natürlichen Größe

Durchmesser erhalten sie die bogenförmige Krümmung. Für die heute sehr viel häufiger angewandte nasale Intubation mit direkter Laryngoskopie ist keine spezielle Krümmung für die Larynxpassage erforderlich.

Wir selbst verwenden für die nasale Intubation fast ausschließlich die gewöhnlichen Orotrachealkatheter, die zum Durchtritt durch die Nase mit einem Mandrin versteift werden, welcher der Spitze des Tubus eine bogenförmige Krümmung gibt. Dadurch gleitet der Tubus nach der Passage der Choanen direkt nach caudal in den Pharynx, und es werden Hindernisse an der hinteren Rachenwand (Atlaswulst, Rachenmandel) vermieden. Der Mandrin wird zurückgezogen, sobald der Tubus den Mesopharynx erreicht hat.

Die Maße des Mandrins, den wir uns selbst aus rostfreiem Draht biegen, gehen aus den Abbildungen hervor (Abb. 20 und 21). Für Tuben von 22 Charr. aufwärts kommt man mit den beiden angegebenen Größen aus. Für kleinere Tuben biegen wir uns jeweils einen entsprechenden Mandrin aus einer Knopfsonde. Bei den selbstgefertigten Mandrins ist darauf zu achten, daß die Spitze keine scharfen Kanten hat, sondern rundgefeilt ist.

Als weiteres Zubehör brauchen wir lediglich ein Laryngoskop und die Intubationszange nach MAGILL.

Der nasale Weg zur Glottis ist etwas länger als der orale. Eigene Messungen ergaben Differenzen von 1,5–2,5 cm für den Säugling und von 2,5–4,0 cm für den Erwachsenen. H. J. HARDER (persönliche Mitteilung) fand etwas größere Unterschiede, und zwar 3,5 cm für den Säugling und etwa 6,0 cm für den Erwachsenen (für 14 bzw. 32 Charr. Tubusstärke). Möglicherweise hängen die geringfügig differierenden Ergebnisse mit Unterschieden in der Intubationstechnik zusammen, da der gebogene Mandrin, den wir benutzen, den Weg im Epipharynx abkürzt. Jedenfalls waren die üblichen orotrachealen Tuben bei allen unseren Patienten lang genug, um auch auf nasalem Wege die Trachea bequem zu erreichen.

4. Von uns verwendete Tubusgrößen bei 1467 nasalen Intubationen

Beim Erwachsenen kann der orale Endotrachealtubus um etwa 4 bis 10 Charr. weiter gewählt werden als der nasale, da die Nasengänge wesentlich enger sind als die Glottis. Das galt lange als entscheidender Nachteil der nasalen Intubation. In den letzten Jahren hat sich jedoch gezeigt, daß lungengesunde Patienten nicht unbedingt mit maximal weiten Tuben ventiliert werden müssen, und Größen von 36 Charr. für den Mann und 34 Charr. für die Frau gelten heute vielerorts als Durchschnitt. Mit Respiratoren, die entsprechend hohe Druckdifferenzen erzeugen, ist es sogar möglich, Erwachsenen mit Tuben unter 26 Charr. über Stunden ausreichend zu beatmen, wie wir bei endolaryngealen Eingriffen in ITN beobachten konnten.

Trotzdem ist die Begrenzung der Tubusweite durch die Enge der Nase ein Nachteil, der bei Patienten mit eingeschränkter Lungenfunktion eventuell zur oralen Intubation zwingen kann. Kinder kann man dagegen nasal mit relativ weiteren Rohren intubieren als Erwachsene, und zwar um so leichter, je jünger das Kind ist. Das hängt vermutlich mit der noch unfertigen Verknöcherung des Nasenskelettes zusammen. Insbesondere ist das Septum nasi beim Kind noch weitgehend knorpelig und daher nachgiebig. Bis zum Alter von etwa 8 Jahren kann man durch die Nase meist dieselbe Tubusstärke führen wie durch die Glottis. Mit zunehmender Verknöcherung des Septums, die mit dem 16. Lebensjahr die endgültigen Verhältnisse erreicht hat, wird der Kanal der Nase immer starrer und der Unterschied zwischen nasalem und oralem Tubus immer größer.

Wir haben unsere nasalen Intubationen auf die benutzten Tubusgrößen hin durchgesehen und sie den oralen Intubationen aus dem gleichen Zeitraum gegenübergestellt. Die nasalen Intubationen wurden in einer Zeitspanne sämtlich erfaßt, desgleichen die oralen der Kinder. Von den oralen Intubationen der Erwachsenen wurden 1000 aufeinanderfolgende ausgewertet, die in derselben Zeitspanne lagen. Es wurden drei Gruppen gebildet: Kinder von 3–7 Jahren, Kinder von 8–14 Jahren und Patienten über 14 Jahren, die mit Rücksicht auf die Verknöcherung des Septum nasi als Erwachsene gerechnet wurden. Erfaßt wurden 1467 nasale Intubationen vom Alter von 3 Jahren an aufwärts. Zu den Tubusgrößen ist noch zu bemerken, daß es sich um die tatsächlich benutzten Tuben handelt, und nicht um maximal weite. Oft hätte ohne weiteres ein noch weiterer Tubus benutzt werden können, der Anaesthesist wollte den Tubus aber nicht noch

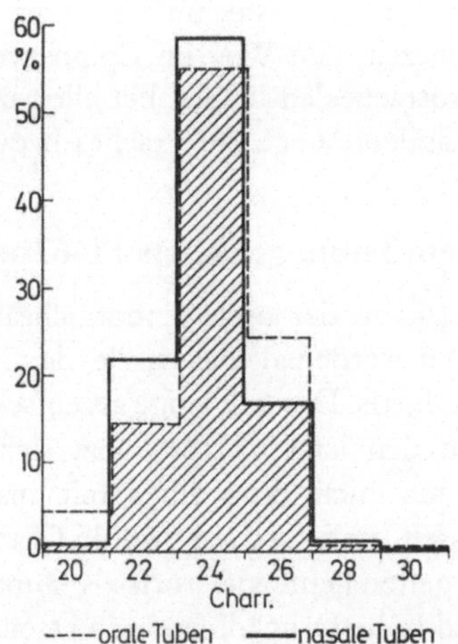

Abb. 22. Graphische Darstellung der verwendeten Tuben bei 273 oralen und 411 nasalen Intubationen von Kindern in der Altersgruppe von 3–7 Jahren. Das von beiden Kurven gemeinsam umschlossene, schraffierte Gebiet ist groß

einmal wechseln. Das gilt natürlich auch für die oralen Intubationen. Bis 30 Charr. wurden manschettenlose Tuben benutzt, ab 32 Charr. ausschließlich Manschetten-Tuben.

Tabelle 2. *Verwendete Tubusgrößen bei nasaler bzw. oraler endotrachealer Intubation von 3- bis 7jährigen Kindern*

Tubusgröße Charr.	Nasotracheal		Orotracheal	
	Zahl der Beobachtungen			
	N	%	N	%
20	5	1,2	11	4,3
22	90	21,9	39	14,4
24	241	58,7	151	55,3
26	71	17,3	67	24,5
28	3	0,7	3	0,9
30	1	0,2	2	0,6
	411	100,0	273	100,0

Bei den Kindern zwischen drei und sieben Jahren fällt in der Graphik sofort die weitgehende Übereinstimmung in den Tubusgrößen für die nasale und die orale Intubation auf. Der am weitaus häufigsten benutzte Tubus hat 24 Charr. Das von beiden übereinandergezeichneten Kurven gemeinsam umschlossene Areal ist groß. Statistisch findet sich kein signifikanter Unterschied zwischen beiden Gruppen.

In der Gruppe zwischen 8 und 14 Jahren ist das Bild bereits ganz anders. Die meisten oralen Intubationen wurden mit 30 Charr. vorgenommen, die meisten nasalen mit 28 Charr. Das beiden Kurven gemeinsame Areal ist deutlich kleiner geworden. Auch statistisch unterscheiden sich die Gruppen signifikant (vgl. Kap. VIII, 1).

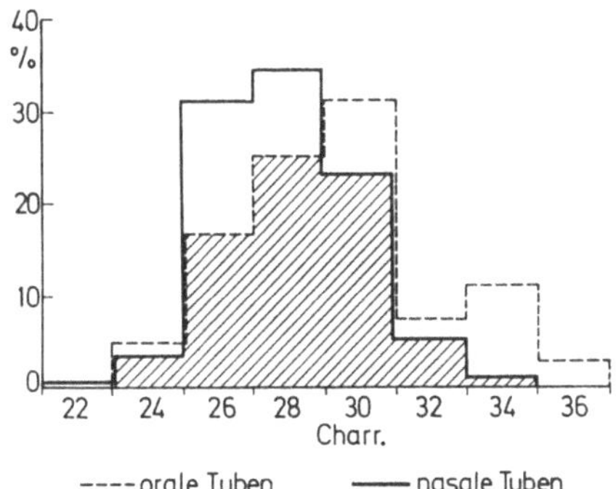

Abb. 23. Graphische Darstellung der verwendeten Tubusgrößen bei 171 oralen und 210 nasalen Intubationen von Kindern im Alter von 8–14 Jahren. Das von den beiden übereinander gezeichneten Kurven gemeinsam umschlossene Areal ist bereits wesentlich kleiner als in Abb. 22

3*

Tabelle 3. *Verwendete Tubusgrößen bei nasaler bzw. oraler endotrachealer Intubation von 8- bis 14jährigen Kindern*

Tubusgröße Charr.	Nasotracheal Zahl der Beobachtungen		Orotracheal	
	N	%	N	%
22	1	0,5	0	0,0
24	8	3,8	8	4,7
26	66	31,4	28	16,4
28	73	34,8	43	25,2
30	49	23,3	54	31,6
32	11	5,2	13	7,6
34	2	1,0	20	11,6
36	0	0,0	5	2,9
	210	100,0	171	100,0

Bei den Erwachsenen schließlich erkennt man zwei getrennte Gipfel in der Graphik. Bei der nasalen. Intubation werden Tuben von 32 Charr. bevorzugt, bei der oralen solche von 36 Charr. Das übereinstimmende, schraffierte Areal ist noch kleiner geworden. Die Unterschiede zwischen beiden Gruppen sind so deutlich geworden, daß sich eine statistische Auswertung nicht mehr lohnt, da bereits bei den 8–14jährigen ein signifikanter Unterschied zwischen beiden Gruppen bestand, der jetzt noch wesentlich deutlicher ist.

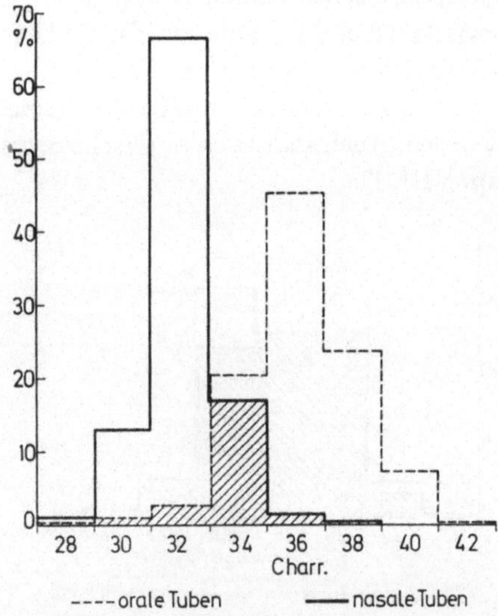

Abb. 24. Graphische Darstellung der verwendeten Tubusgrößen bei 1000 oralen und 846 nasalen Intubationen von Patienten über 14 Jahren. Die übereinander gezeichneten Kurven zeigen zwei verschiedene Gipfel, das von beiden Kurven gemeinsam umschlossene Areal ist klein

Tabelle 4. *Verwendete Tubusgrößen bei nasaler bzw. oraler endotrachealer Intubation von Patienten über 14 Jahren*

Tubusgröße Charr.	Nasotracheal		Orotracheal	
	Zahl der Beobachtungen			
	N	%	N	%
28	8	0,9	1	0,1
30	112	13,2	9	0,9
32	564	66,7	22	2,2
34	146	17,3	204	20,4
36	14	1,7	454	45,4
38	2	0,2	237	23,7
40	0	0,0	71	7,1
42	0	0,0	2	0,2
	846	100,0	1000	100,0

Diese Beobachtungen zeigen also, daß die nasalen Tuben bei Kindern relativ weiter sein können als bei Erwachsenen. Wir können bei Kindern praktisch immer Tubusgrößen für die nasale Intubation verwenden, mit denen auch bei Spontanatmung eine ausreichende Ventilation möglich ist.

5. Die nasotracheale Intubation mit Laryngoskopie („unter Sicht")

1. Bei der üblichen Prüfung von Narkosegerät und Zubehör werden die geeigneten Tuben ausgesucht. Außer der voraussichtlich passenden Größe wird noch die nächstkleinere und nächstgrößere bereitgelegt, bei Erwachsenen mit eingeschränkter Lungenfunktion und wahrscheinlich längerer Intubationsdauer auch ein Tubus von 36 Charr. Die Manschetten werden auf Dichtigkeit überprüft, und der voraussichtlich passende Tubus dick mit Gleitmittel eingeschmiert, besonders sorgfältig an der Spitze. Im Gegensatz zur oralen Intubation wird reichlich Gleitmittel verwendet (wir nehmen Nupercain-Salbe), damit der Tubus in der Nase besser rutscht. Die Gefahr, mehr Gleitmittel als bei der oralen Intubation in die Trachea zu bringen, besteht nicht, da der Überschuß in der Nase abgestreift wird. Der entsprechende Mandrin wird nun ebenfalls leicht eingefettet (damit er sich später einfacher aus dem Tubus herausziehen läßt) und soweit in den Tubus eingeführt, daß seine Spitze etwa 2 cm vor der Tubusöffnung endet. Das soll verhindern, daß der Mandrin vorn aus dem Tubus herauskommt, wenn sich das Gummirohr beim Passieren der Nase etwas zusammenschieben sollte. Keinesfalls darf der Mandrin vorne aus dem Tubus herausschauen. Durch eine Klemmschraube kann man verhindern, daß der Mandrin beim Einführen des Tubus in die Nase versehentlich durch das Rohr vorgeschoben wird.

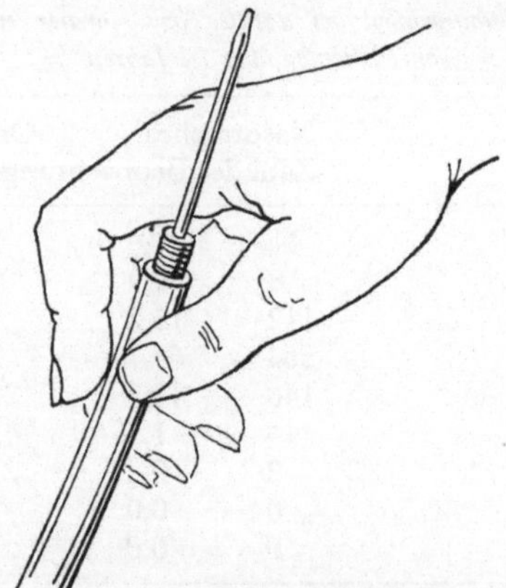

Abb. 25a. Die Handhaltung

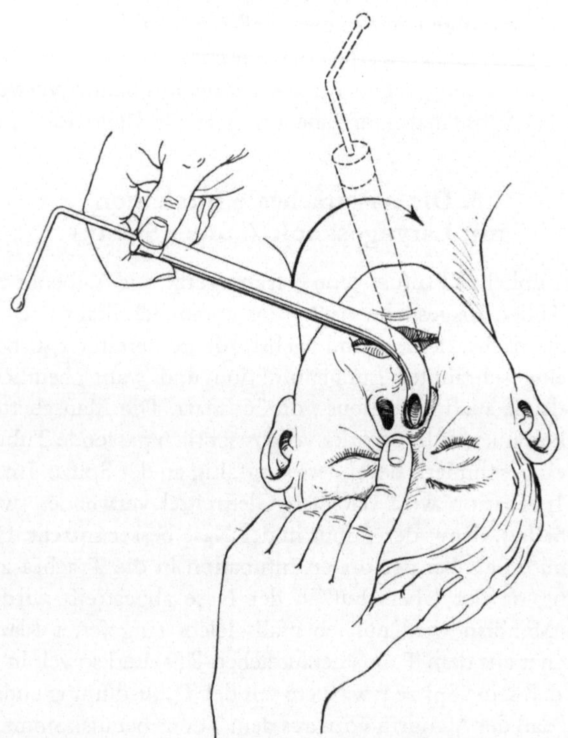

Abb. 25b. Die Einführung des Tubus in den rechten Nasengang. In der Nase
wird der Tubus um eine Vierteldrehung kinnwärts rotiert, wie die punktierte
Figur zeigt. (Aus der Sicht des Intubierenden)

Abb. 25a u. b. Einführung des mit dem Mandrin armierten Tubus durch die
Nase in den Mesopharynx

2. Einleitung der Narkose – Succinylcholin zur Muskelrelaxierung – Beatmung über die Maske mit Sauerstoff.

3. Lagerung des Kopfes wie zur oralen Intubation. Der Anaesthesist faßt den Tubus mit den ersten drei Fingern der Gebrauchshand am patientenfernen Ende, ähnlich wie einen Bleistift zum Skizzieren. Dabei hält er mit dem Grundglied des Zeigefingers Fühlung mit dem Mandrin (Abb. 25a). Mit der anderen Hand hebt er die Nasenspitze des Patienten etwas an und führt den Tubus etwa sagittal in die äußere Nasenöffnung ein, wobei die Konkavität der Tubenkrümmung nach medial zeigt (Abb. 25b). Beim Vorschieben im Vestibulum dreht man den Tubus schraubenförmig um einen Viertelkreis kinnwärts, damit das Rohr leicht in die innere Nase gleitet und hier mit nach caudal offener Krümmung liegt. Beim weiteren, sanften Vorschieben hält man Kontakt mit dem Boden der Nasenhöhle und spürt nach 5–6 cm deutlich, wie der Tubus nach Durchtritt durch die Choanen caudalwärts gleiten will. Diese Bewegung unterstützt man durch leichten Druck in dieser Richtung und schiebt das Rohr noch einige Zentimeter weiter vor. Dann wird der Mandrin unter Fixierung des Tubus zurückgezogen. Dabei muß man die Krümmung des Mandrins berücksichtigen (Abb. 26) und zieht diesen in einem flachen Bogen heraus.

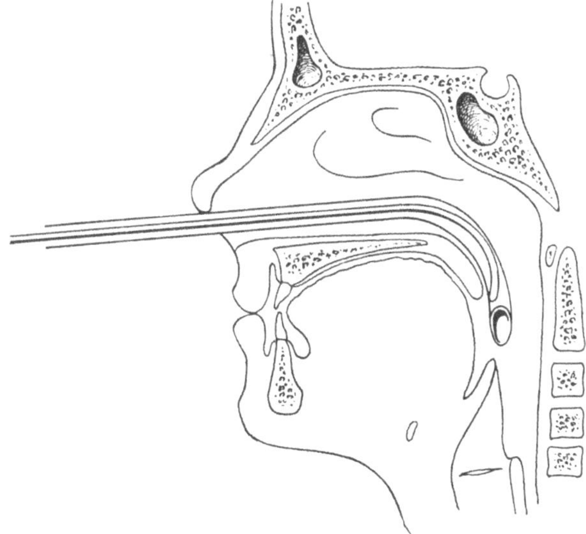

Abb. 26. Sagittalschnitt des Gesichtsschädels. Der Tubus mit Mandrin liegt in der Nase, seine Spitze befindet sich im Mesopharynx

Jetzt wird das Laryngoskop oral eingeführt, und man findet den Tubus im Mesopharynx an der hinteren Rachenwand, und zwar meistens auf der Seite der sondierten Nasenhöhle dicht neben der Mittellinie. Die Tubusspitze wird inspiziert und gegebenenfalls mit Sauger und Intubationszange von Nasenschleim befreit. Jetzt wird die Glottis wie üblich zur Intubation eingestellt und die Schleimhautanaesthesie mit dem Pantocainspray (1 ml 1%iges Pantocain ohne Suprarenin) vorgenommen. Die Glottispassage gelingt beim Erwachsenen mit seinem weiten Abstand zwischen Gaumen und Kehlkopf immer einfach, meist durch Hineindrehen der Tubusspitze in das Kehlkopflumen, wobei der Kehlkopf von außen durch die Hand einer Hilfsperson etwas zur Seite, dem Tubus entgegen, verschoben wird. Genügt diese Verschiebung nicht, um Kehlkopflumen und Tubus in eine Richtung zu bekommen, z. B. bei Deviationen des knöchernen Septums, welche dem Katheter einen abweichenden Weg aufzwingen, so korrigiert man die Lage der Tubusspitze mit der Intubationszange und führt ihn mit Hilfe dieses Instrumentes durch die Glottis (Abb. 27).

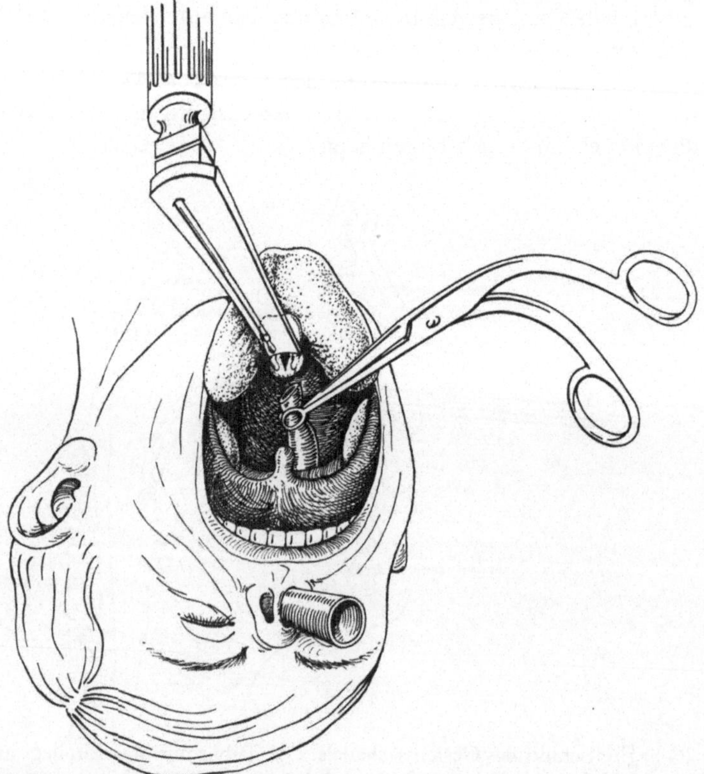

Abb. 27. Nasotracheale Intubation mit Laryngoskopie. Der nasal eingeführte Tubus wird im Mesopharynx mittels der Intubationszange in die durch direkte Laryngoskopie dargestellte Stimmritze geführt. (Zur besseren Darstellung wird die Zunge herausgestreckt gezeichnet und der Mund weiter geöffnet dargestellt, als es normalerweise zur Intubation nötig ist)

Bleibt der Tubus dann an der vorderen Trachealwand hängen, was besonders bei halbkreisförmig gebogenen Rohren vorkommt, so soll man keinesfalls Gewalt anwenden, um den Tubus ins Tracheallumen zu bringen. Man beugt den Kopf des Patienten stark nach ventral, zieht den Tubus einige Millimeter zurück, um die Spitze frei zu bekommen, und schiebt das Rohr dann leicht drehend wieder vor. Dann gleitet es frei in die Trachea.

Nach leichtem Aufblasen der Manschette kontrolliert man nun durch Auskultation der Lungen, ob beide Seiten voll beatmet sind. Bevor das Narkosegerät endgültig angeschlossen wird, ist noch eine weitere wichtige Kontrolle notwendig, die keineswegs unterlassen werden darf. Mit einem entsprechend dicken Saugkatheter, der leicht eingefettet wird, sondiert man den Tubus und überzeugt sich davon, daß er nicht an irgendeiner Stelle stenosiert ist. Partielle Abknickungen oder Kompression von außen können die Ursache sein, die unbedingt beseitigt werden muß, will man nicht den Patienten der Gefahr einer unkontrollierbaren Vergrößerung seines Atemwegswiderstandes aussetzen. Gegebenenfalls muß durch die andere Nasenseite hindurch intubiert werden, oder notfalls auf oralem Weg.

Eine Fixierung des Tubus erübrigt sich bei der üblichen Rücken- oder Seitenlagerung meistens. Die Narkoseführung unterscheidet sich nicht von der bei oraler Intubation. Die Extubation ist insofern leichter, als man keine Schwierigkeiten mit Zähnen und Kiefern des erwachenden Patienten hat. Selbstverständlich muß der Rachen vor der Extubation gründlich abgesaugt werden, wofür man eventuell die andere Nasenseite benutzen kann.

Wichtige Voraussetzung für eine komplikationslose nasale Intubation ist die leichte Hand des Anaesthesisten, der keine Gewalt anwendet, sondern dem gegebenen Verlauf des Intubationsweges durch Nase und Nasenrachen und weiter durch die Glottis in die Trachea folgt. Hat man noch wenig Übung, so soll man zunächst solche Patienten zur nasotrachealen Intubation auswählen, die gut relaxiert und leicht zu ventilieren sind, damit man in Ruhe arbeiten kann. In Eilfällen kann der Ungeübte meist leichter auf oralem Wege intubieren.

Wir bevorzugen zur Einführung des Tubus das rechte Nasenloch, weil der Rechtshänder hier leichter zurechtkommt und weil die Schräge unserer Tubusspitzen so geschnitten ist, daß die rechte Nasenseite mehr geschont wird. Beim geringsten Widerstand in der Nase gehen wir mit einem neuen Tubus in die andere Seite ein. Das ist allerdings erstaunlich selten notwendig. Möchten wir für eine länger dauernde Intubation beim Erwachsenen einen dicken Tubus nasal einführen, so nehmen wir auch in diesen Fällen zunächst Tuben von 32 bis höchstens 34 Charr., sondieren damit, wenn nötig, beide Nasengänge und führen dann auf der weiteren Seite einen entsprechend stärkeren Tubus ein.

6. Besonderheiten bei der nasotrachealen Intubation des Kindes

Gegenüber dem Erwachsenen liegen die wesentlichen Unterschiede darin:

1. daß man bis zum 8. Lebensjahr praktisch immer einen Tubus solcher Weite durch die Nase bekommt, der auch für die Glottis optimal ist,

2. daß das wichtigste Hindernis im Nasenrachen die Rachenmandel ist und,

3. daß der Larynx im Verhältnis zur Halswirbelsäule und zum Nasenboden höher steht.

Der Übergang von der Nase zum Nasenrachen ist beim Kind mehr bogenförmig und bei gering ausgebildeter Rachenmandel, also z. B. beim Säugling, gelangt ein gleitfähiger, flexibler Tubus mühelos durch die Nase in den Rachen. Bei Rachenmandelhyperplasien, wie sie beim Kind zwischen dem 3. und 8. Lebensjahr häufig, aber auch bei jüngeren und älteren Kindern nicht selten sind, bleibt die Tubusspitze dagegen manchmal im adenoiden Gewebe hängen, bzw. verletzt es bei der Passage. Aus diesem Grunde versuchen wir, die caudale Abbiegung des Tubus im Epipharynx möglichst weit ventral, im Bereich des weichen Gaumens vorzunehmen. Ist die Rachenmandel nicht so stark ausgebildet, daß sie die Nasenatmung ganz verlegt, was sich leicht prüfen läßt, dann gelangt der durch den gebogenen Mandrin armierte Tubus immer an der Rachenmandel vorbei in den Mesopharynx. Wir benutzen den Mandrin bei allen Kindern über 1 Jahr, bei jüngeren Kindern ist er nur dann erforderlich, wenn die nasopharyngeale Passage ausnahmsweise Schwierigkeiten macht.

Bei der Topographie des Larynx (Kap. II, 4) wurde bereits darauf eingegangen, warum die Larynxpassage unter direkter Laryngoskopie beim jungen Kind mit seinem hochstehenden Kehlkopf schwieriger sein kann als beim Erwachsenen.

Die durch den Spatel des Laryngoskopes herbeigeführte Verziehung des Kehlkopfes nach ventral läßt sich zwar von außen durch Druck auf die Kehlkopfgegend ausgleichen, und damit nähert sich die Glottis dem an der hinteren Rachenwand liegenden Tubus. Trotzdem muß dieser, um die Glottis passieren zu können, meist etwas nach ventral gebracht werden, wofür bei dem kurzen Abstand zwischen Kehlkopf und Gaumen wenig Platz bleibt. Wir benutzen dafür die Intubationszange nach MAGILL. Am besten eignet sich für die Glottispassage ein Tubus, welcher der hinteren Rachenwand glatt anliegt, während ein Tubus, dessen Spitze nach ventral gerichtet ist, wie z. B. der bogenförmige nasale Tubus gerne in der vorderen Commissur der Stimmritze oder auch tiefer am Rand des Cricoids hängenbleibt.

Zur Durchführung der nasalen Intubation am Kind benutzen wir bis zum Alter von 8 Jahren einfache Magill-Tuben ohne Manschette, bei älteren Kindern ab 32 Charr. Manschettentuben. Einleitung der Narkose und Muskelrelaxierung erfolgen wie oben (Kap. III, 5) geschildert. Auch die Einführung des Tubus durch die Nase entspricht der Technik beim Erwachsenen. Wegen der kürzeren Nasenhöhle (in 3–6 cm Tiefe liegen die Choanen) ist beim Vorschieben des Tubus in der Nase guter Kontakt mit dem Nasenboden erforderlich, um das Rohr dicht hinter den Choanen in den Rachen gleiten zu lassen. Jetzt wird der Mandrin zurückgezogen. Bei der Laryngoskopie ist meist ein Druck von außen auf die Kehlkopfgegend erforderlich, um den Larynx möglichst weit nach dorsal zu bringen. Zur Larynxpassage benutzen wir häufig die MAGILL-Zange, welche den Tubus 2 cm hinter der Spitze faßt und ihn dann durch die Glottis führt. Leider gestattet sie nicht, den Tubus zu rotieren, um ihn leichter in das Kehlkopflumen hineindrehen zu können. Auch beim Kind, bei dem die Tubusspitze häufiger am Cricoid hängenbleibt, empfiehlt es sich dann, den Kopf nach Entfernen des Laryngoskopes stark nach ventral zu beugen, den Tubus einige Millimeter zurückzuziehen und ihn dann unter leichten Rotieren wieder vorzuschieben. Das weitere Vorgehen entspricht dem beim Erwachsenen.

7. Die nasotracheale Intubation mit Laryngoskopie ohne Verwendung von Muskelrelaxantien

Sowohl beim Erwachsenen wie besonders leicht auch beim Säugling kann man natürlich auch ohne Muskelrelaxierung intubieren. Die Narkose muß allerdings hierbei zur nasalen Intubation tiefer sein und länger vorhalten, weil sie für eine gewisse Zeit unterbrochen wird. Während es gerade beim Säugling nicht selten gelingt, den Tubus in ganz flacher Narkose auf oralem Wege im Moment einer Inspiration rasch durch die Glottis zu schieben, auch wenn die Kehlkopfreflexe noch intakt sind, braucht man dazu für den nasalen Weg doch eine etwas tiefere Narkose. Die Reize durch die Manipulationen in der Nase und im Nasenrachen wirken erregend auf das Kind, und wenn die Schleimhaut des hochstehenden Kehlkopfes dann berührt wird, kommt es nicht selten zu einem langdauernden reflektorischen Glottisverschluß, während dessen die Narkose weiter abflacht. Die Narkose muß daher so tief sein, daß das Kind gut erschlafft ist; meist ist dazu die Narkosestufe III_2 erforderlich.

8. Die nasale Intubation bei erschwerter oder nicht durchführbarer Laryngoskopie

In relativ seltenen Fällen, wie bei zahnärztlichen Schienen oder bei Gipsverbänden, welche die Öffnung des Mundes behindern, oder bei nicht muskulär bedingten Kieferklemmen, ist eine orale Laryngoskopie

nicht möglich, und der Tubus muß blind nasal eingeführt werden. Zur er-
folgreichen Anwendung dieser Technik gehört Übung, welche die früheren
Anaesthesisten, die vor der Ära der Muskelrelaxantien routinemäßig blind
nasal intubierten (Kap. I, 2), in hohem Maße besaßen. Der heutige Anaesthesist, dem die direkte Laryngoskopie in der idealen Muskelerschlaffung
keine Schwierigkeiten macht, und der dadurch auch bei der nasalen Intubation Tubuslage, Larynxeingang und Glottispassage unmittelbar
beobachten kann, zieht die Intubation „unter Sicht" in jedem Falle vor
und hat daher diese Übung in den blinden Techniken nicht mehr. Eine
gewisse Routine bekommt er zwar beim blinden Absaugen der Trachea
mit einem Saugkatheter, der meist nasal eingeführt wird. Leider ist diese
Übung aber nicht ausreichend, da Dicke, Wandbeschaffenheit und Biegung
der Saugkatheter von den Eigenschaften der Endotrachealtuben zu verschieden sind. Andererseits kann man dem Anaesthesisten auch nicht
raten, Patienten, die an sich „unter Sicht" zu intubieren wären, übungs-
halber der blinden Technik zu unterwerfen. Dafür sind die Nachteile
dieser Methode, wie Verlegung des Tubuslumens durch Schleim oder
Rachenmandelgewebe, Verimpfung solchen Materials in die Trachea,
Verletzungen der Kehlkopfschleimhaut durch mehrfaches Probieren, für
den Patienten zu groß.

Wegen dieser Nachteile versuchen wir, wenn irgend möglich, eine
orale Laryngoskopie durchzuführen, auch wenn der Mund nur wenig
geöffnet werden kann. Empfehlenswert ist dafür eine Technik, bei der
ein Laryngoskop aus dem Mundwinkel hinter den letzten Molaren zwischen
den Kiefern in die Mundhöhle geschoben wird. Wegen des kürzeren Weges
genügt dafür auch beim Erwachsenen ein Kinder- oder Säuglingsspatel, der
weniger Platz braucht. Wir nehmen hierfür gerade Spatel. Nicht immer
bekommt man dabei ein volles Bild der Stimmritze, aber man kann die
Lage des Tubus im Mesopharynx kontrollieren, sieht die Epiglottis und
oft auch die Aryknorpel mit einem dorsalen Teil der Stimmritze und kann
den Tubus unter Sichtkontrolle in den Larynx einführen. Wir gehen möglichst aus dem linken Mundwinkel ein (Abb. 28), um das Laryngoskop
mit der linken Hand halten zu können und die rechte zur Führung des
Tubus freizuhaben. Nur wenn auch diese Technik wegen zu starker Behinderung der Mundöffnung nicht möglich ist, müssen wir ganz ohne
Laryngoskopie intubieren.

Entscheidend für den Erfolg bei der blinden nasalen Intubation ist,
daß man eine Vorstellung von der Lage des Tubus im Mesopharynx und
von der Stellung des Kehlkopfes hat. Die Position des Larynx kann man
durch Palpation von außen bestimmen und in erheblichem Maße nach
beiden Seiten hin verschieben. Durch Verwendung eines Mandrins für die
nasopharyngeale Einführung des Tubus gewinnt man einen Anhalt für
die Lage der Tubusspitze im Mesopharynx, und kann sie, wenn nötig,

nach medial oder lateral aus der Sagittalen herausdrehen. Bei den von uns verwendeten, als „orotracheal" deklarierten Tuben liegt die Spitze normalerweise paramedian an der hinteren Rachenwand auf der Seite der intubierten Nasenhälfte. Nach Entfernen des Mandrins kann die im Rachen liegende Spitze ebenfalls noch seitlich korrigiert werden, und zwar verschiebt sie sich nach medial, wenn das äußere Tubusende nach lateral (entgegen dem Uhrzeigerlauf) gedreht wird und umgekehrt (Abb. 30).

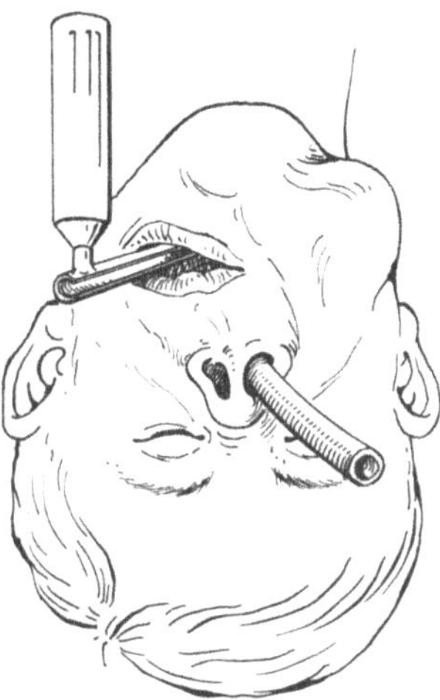

Abb. 28. Nasotracheale Intubation bei behinderter Mundöffnung (Kiefersperre durch Rezidiv eines strahlenbehandelten Parotiskarzinoms). Aus dem linken Mundwinkel wird ein Kinderlaryngoskop mit geradem Leuchtspatel hinter dem letzten Molaren zwischen den Kiefern in den Mesopharynx eingeführt. Hier wird die Tubusspitze kontrolliert und unter Sichtkontrolle in den Larynx geschoben. (Aus der Sicht des Intubierenden)

Vor Beginn der Narkose versuchen wir abzuschätzen, ob der Patient ausreichend lange über die Narkosemaske beatmet werden kann, falls die Intubation mißlingt. Ist eine Maskenbeatmung möglich (Voraussetzungen sind ein nüchterner Patient, reklinierbarer Kopf, dichter Maskensitz und ausreichende Übung des Anaesthesisten), dann versuchen wir die nasale Intubation zunächst in Succinylrelaxierung. Gelegentlich gleitet ein geeigneter Tubus bei offener Stimmritze leicht in die Trachea.

Tuben und sonstiges Gerät werden vorbereitet, wie bereits vorhin (Kap. III, 5) geschildert. Durch Anhalten des Tubus von außen an Gesicht und Hals des Patienten verschafft man sich einen Eindruck von der erforderlichen Katheterlänge. Jetzt wird die Narkose eingeleitet, Succinyl gegeben und mit Sauerstoff beatmet. Dann wird der mit einem Mandrin armierte Tubus in die Nase eingeführt, in gleicher Weise wie bei der Intubation mit Laryngoskopie (Kap. III, 5). Nach Passieren der Nase wird der Tubus möglichst sagittal geführt, was man durch den Mandrin leicht kontrollieren und eventuell korrigieren kann. Nachdem man sich noch einmal an Hand des Mandrins über die Lage des Tubus im Mesopharynx orientiert hat, wird der Führungsstab zurückgezogen. Die rechte Hand des Anaesthesisten bleibt am Tubus, mit der linken drückt er den Larynx des Patienten von außen etwas nach lateral zur Seite des intubierten Nasenganges und gleichzeitig etwas nach dorsal und versucht nun, den mit der rechten Hand gehaltenen Tubus unter leichter Rotation schraubenförmig in die Stimmritze hineinzudrehen, wobei sich beide Hände entgegenarbeiten (Abb. 29). Gelingt dies, so wird der richtige Sitz des Tubus kontrolliert (s. S. 41).

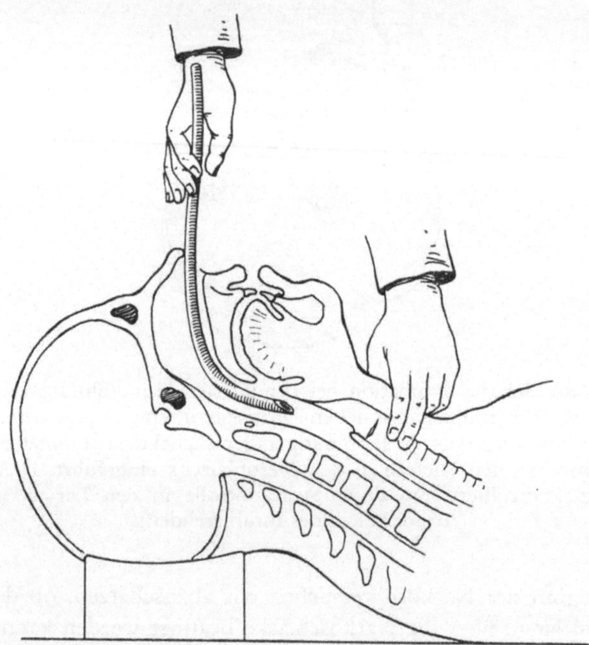

Abb. 29. Nasotracheale Intubation ohne Laryngoskopie. Die rechte Hand des Anaesthesisten führt den Tubus, die linke verschiebt den Kehlkopf seitlich und nach dorsal der Tubusspitze entgegen

Manchmal geht die blinde Intubation auf diese Weise spielend leicht. In anderen Fällen gleitet der Tubus in den Oesophagus oder bleibt am Zungengrund oder im Kehlkopf hängen, besonders oft ventral in der Stimmritze oder etwas tiefer am oberen Cricoidrand. Leichtes Zurückziehen des Tubus und Wiedervorschieben bei stärker nach vorn gebeugtem Kopf sind dann meistens erfolgreich. Verstärkte Reklination des Kopfes ist andererseits manchmal erforderlich, um Zunge und Epiglottis von der Pharynxrückwand zu lösen, wo sie die Tubuspassage behindern können. Gelingt die Intubation nicht, und sind mehrfache Versuche unter Korrektur der Tubuslage im Mesopharynx mit dem wieder eingeführten Mandrin, unter Änderung der Kehlkopfstellung und der Flexion des Kopfes vergeblich geblieben, so wird man nach erneuter Sauerstoffbeatmung und gegebenenfalls wiederholter Succinyl-Injektion einen weiteren Intubationsversuch von der anderen Nasenseite aus machen. Wichtig ist die völlige Relaxierung des Patienten, damit die Stimmritze weitbleibt.

9. Technik der „blinden" nasalen Intubation bei Spontanatmung

Lange Zeit war diese Methode die bevorzugte Intubationstechnik (vgl. Kap. Historische Entwicklung!), und auch heute wird sie von vielen Anaesthesisten zunächst angewendet, wenn die orale Laryngoskopie nicht möglich ist. Sie wird auch als „audible" Technik der nasalen Intubation bezeichnet, da man sich durch das Atemgeräusch des Patienten, das man im Tubus hören kann, leiten läßt. Dazu muß natürlich die Spontanatmung des Patienten intakt sein. Die Narkose wird ins Stadium III_2 vertieft. Aether oder Penthrane sind dabei geeigneter als Halothan, da die Narkose nach Absetzen der Maske nicht so rasch wieder abflacht. Die Glottispassage des Tubus wird bei dieser Intubationstechnik durch eine Oberflächenanaesthesie des Kehlkopflumens sehr erleichtert. Empfehlenswert ist dafür die perkutane, subglottische Instillierung von Lokalanaesthetikum. Dazu benutzen wir eine 2-ml-Rekordspritze mit einer kurz geschliffenen Kanüle Nr. 14. Nach Hautdesinfektion wird die Kanüle sagittal durch das Ligamentum cricothyreoideum ins Kehlkopflumen gestochen, wobei man sich die Haut des Halses zwischen zwei Fingern spannt. Die Kanüle liegt richtig, wenn Luft aspiriert wird und wenn das Lumen an ihrer Spitze cranial gerichtet ist. Jetzt injiziert man 0,5–1,0 ml 1% iges Pantocain mit Suprareninzusatz, bzw. ein anderes geeignetes Schleimhautanaestheticum. Beim Pantocain setzt die Wirkung nach 5 min ein [1].

Zur audiblen nasalen Intubation wird der Tubus wie sonst in den Mesopharynx geführt und der Mandrin nach Kontrolle der Tubuslage zurückgezogen. Am äußeren Tubusende hört, bzw. fühlt man jetzt den exspiratorischen Luftstrom des Patienten. Es muß nun eine Stellung geben, in welcher der Tubus zentral im Atemweg liegt, in welcher also der Atemstrom am deutlichsten spürbar ist. In diese Position versucht man den Tubus zu bringen. Das gelingt bei der üblichen Lage des Tubus paramedian auf der Seite der intubierten Nase meist durch leichtes Verschieben des Kehlkopfes zur Seite des Tubus hin und durch Rotation des äußeren Tubusendes nach lateral (im Gegenuhrzeigersinn), wodurch die Spitze etwas nach medial gedreht wird. Wenn man den Tubus beim weiteren

Vorschieben zentral im Atemstrom halten kann, läßt er sich während einer Inspiration ins Kehlkopflumen einführen.

Vier Abweichungen sind möglich, die sich zum Teil miteinander kombinieren können:

1. Der Tubus bleibt ventral am Zungengrund oder in der Larynx-Vorderwand hängen. Zur Korrektur wird der Tubus etwas zurückgezogen und der Kopf mehr nach vorn gebeugt. Oder der Tubus ist zu stark gekrümmt und muß durch einen gestreckteren ersetzt werden.

2. Der Tubus gleitet hinter dem Larynx in den Oesophagus. Nach Zurückziehen des Tubus wird der Larynx von außen stärker nach dorsal gedrückt und eventuell der Kopf etwas mehr nach dorsal gebeugt. Manchmal muß man auch einen etwas stärker gekrümmten Tubus nehmen.

3. und 4. Der Tubus gleitet seitwärts in den gleich- oder gegenseitigen Sinus piriformis. Bei schlankem Hals kann man ihn dort tasten. Man zieht den Tubus in den Mesopharynx zurück und sondiert ihn noch einmal mit dem Mandrin, um seine Lage zu überprüfen und sich davon zu überzeugen,

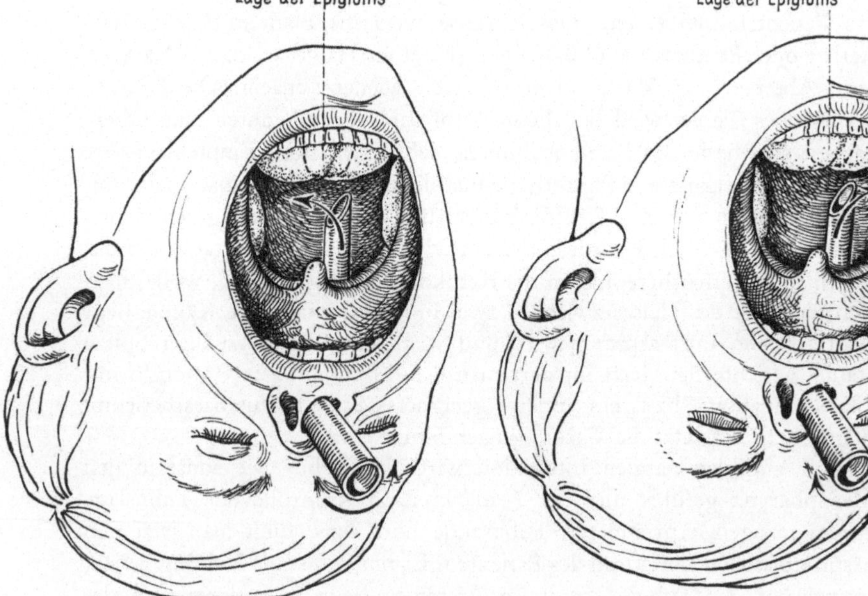

Abb. 30a. Die dem Uhrzeigersinn entgegengesetzte Drehung des äußeren nasalen Tubusendes verlagert die Tubusspitze im Mesopharynx nach medial

Abb. 30b. Die Rotation des äußeren nasalen Tubusendes im Uhrzeigersinn bringt die Tubusspitze im Mesopharynx nach lateral

Abb. 30a u. b. Wirkung der Rotation des nasalen Tubusendes auf die Tubusspitze im Mesopharynx. (Aus der Sicht des Intubierenden)

daß er nicht verdreht ist. Bei normalen anatomischen Verhältnissen liegt er fast immer auf der Seite der intubierten Nase. Zur Korrektur rotiert man das nasale Tubusende etwas nach lateral (entgegengesetzt dem Uhrzeigerlauf), um die Spitze nach medial zu bringen (Abb. 30a). Bei einer Abweichung zur Gegenseite bringt eine Rotation des Tubus nach medial die Spitze zur Mitte zurück (Abb. 30b).

Bei allen Korrekturen ist laufend die Stärke des Exspirationsstromes am äußeren Tubusende zu kontrollieren.

Aus der Darstellung mag man ersehen, daß die blinde nasale Intubation nicht immer ganz einfach ist, sondern unter Umständen längeres Probieren erfordert. Hilfen sind die Anwendung eines Mandrins für die nasale Passage und eine möglichst große Übung des Anaesthesisten in der Technik der nasalen Intubation „unter Sicht".

Eine weitere Hilfe zur Kontrolle von seitlichen Abweichungen sei erwähnt. Schiebt man durch den Tubus eine helle Lichtquelle, etwa einen Kaltlichtstrang, so kann man bei nicht zu dickem Hals und entsprechender Abdunklung des Raumes das Licht im Hals von außen sehen und die Seite der Abweichung erkennen. Ebenso kann man an dem Lichtschein sehr deutlich sehen, daß der Tubus in der Trachea liegt. Wir benutzen dieses Hilfsmittel aber nur, wenn die Intubationsversuche in der oben geschilderten Weise erfolglos waren, denn der diffuse Lichtschein, welcher die Weichteile durchdringt, kann auch täuschen. Außerdem behindert das Kabel im Tubus die Beurteilung des Atemluftstromes, welche wir zur Lokalisation der Tubusspitze brauchen. Besser wäre es zweifellos, wenn man statt des Kaltlichtstranges eine Fiberoptik durch den Tubus in den Pharynx bringen und auf diesem Wege laryngoskopieren könnte. Erste Versuche in dieser Richtung hat MURPHY gemacht (vgl. [75]). Dann wird aber aus der „blinden" Intubation ohne Laryngoskopie die Intubation „unter Sicht" mit Laryngoskopie, die unbedingt vorzuziehen wäre.

10. Die nasotracheale Intubation
mit Hilfe der pernasalen Laryngoskopie mittels Fiberoptik

Flexible Glasfiberstränge, die heute in der Medizin in erster Linie als Lichtträger Verwendung finden („Kaltlicht"), werden in zunehmendem Maße auch als Bildträger zur Endoskopie verwandt („Fiberoptik-Endoskopie").

Nachdem MURPHY [75] mit Hilfe eines Fiberoptik-Choledochusskopes nasal intubiert hat, konnte KRONSCHWITZ[1] hierfür ein spezielles nasales Fiberoptik-Laryngoskop verwenden. Das Endoskop hat einen Außen-

---

[1] KRONSCHWITZ, H.: Die nasotracheale Intubation mit einem Intubations-Fiberskop. Anaesthesist **18**, 58–59 (1969).

durchmesser von 5 mm und läßt sich gut durch einen Tubus von 32 Charr. hindurchführen, wenn sein Schaft mit etwas Gleitmittel versehen wird. Das Bild ist hell, aber das Blickfeld ist recht klein, so daß die Orientierung für den Anaesthesisten, der sonst mit dem üblichen oralen Laryngoskop arbeitet, etwas ungewohnt ist. Im Blick hat man außerdem ein ziemlich grobes Raster, das von den zusammengefaßten Glasfibersträngen herrührt. Die Biegsamkeit des Endoskop-Schaftes ist für die Abbiegungen auf dem nasotrachealen Weg völlig ausreichend. Der Preis des Gerätes, das noch im Versuchsstadium ist, dürfte hoch sein (das entsprechende Choledochusskop kostet ca. 5000 DM).

Theoretisch könnte man mit dem Gerät auch die Passage des Tubus durch die Nase und Nasenrachen verfolgen. Praktisch stört aber dabei der Schleim, der sich leicht vor die Optik setzt. Es wird also zunächst ein gewöhnlicher Endotrachealtubus in üblicher Weise pernasal in den Mesopharynx eingeführt (vgl. Kap. III,5). Dann saugt man den Rachen mit Hilfe eines durch den Tubus hindurchgeführten Katheters sorgfältig ab, und dann erst wird das Endoskop, das man an der Spitze etwas erwärmt, um ein Beschlagen zu verhindern, nach leichtem Einfetten des Schaftes durch den Tubus hindurchgeführt, bis die Rachenschleimhaut sichtbar wird. In der üblichen Rückenlage liegt der Zungengrund mit der Epi-

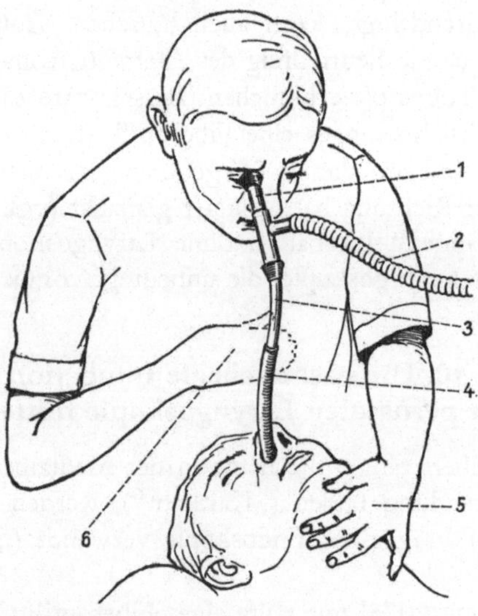

Abb. 31. Nasotracheale Intubation mit Hilfe einer Fiberoptik. (Unter Benutzung einer Abbildung von KRONSCHWITZ.) *1* Okular des Fiberoptik-Pharyngoskopes. *2* Kaltlichtstrang. *3* Der flexible Teil der Fiberoptik eingeführt in *4*. *4* Endotrachealkatheter. *5* Der Anaesthesist rekliniert den Kopf des Patienten, um Zungengrund und Epiglottis von der hinteren Rachenwand abzulösen. *6* Die rechte Hand, die Instrument und Tubus führt, ist nur angedeutet

glottis der hinteren Rachenwand an und versperrt gewöhnlich die Sicht auf den Kehlkopfeingang. Durch Reklination des Kopfes wie zur Maskenbeatmung oder durch Vorziehen der Zunge wird der Kehlkopf freigemacht. Jetzt versucht der Anaesthesist, die Glottis ins Blickfeld zu bekommen (Abb. 31), wobei man sich den Kehlkopf von außen durch eine Hilfsperson entgegenschieben läßt. Wie auf S. 49 geschildert, kann man die Lage der Tubusspitze durch Rotation des äußeren Endes beeinflussen. Ist die Glottis zu sehen, so schiebt man den Tubus zusammen mit dem Fiberskop in die Trachea, die gut zu erkennen ist, und zieht das Endoskop dann zurück. Das weitere Vorgehen ist in Kap. III, 5 nachzulesen.

Schwierigkeiten macht neben dem Beschmutzen der Optik mit Schleim oder Blut und neben dem Beschlagen, das sich leicht verhindern läßt, vor allem die zurückgesunkene Zunge, die den Blick auf den Kehlkopfeingang versperrt. Muß man den Mund des Patienten öffnen, um die Zunge vorzuziehen, so kann man auch oral laryngoskopieren (S. 37). Die Reklination des Kopfes, welche die Zunge von der hinteren Rachenwand löst, ist nicht immer in ausreichendem Maße möglich (Kopf-Hals-Gips, Versteifung der H.W.S.) und erschwert auch die Glottispassage des Tubus, der dabei leicht in der vorderen Kommissur hängenbleibt. Gegebenenfalls muß man dann den Kopf stärker nach vorn beugen, den Tubus etwas zurückziehen und jetzt unter leichter Rotation wieder vorschieben.

Die ganze Prozedur kann dem Ungeübten einige Mühe machen und dauert unter Umständen eine Weile. Andererseits kann man sich leicht eine entsprechende Übung verschaffen. Im Gegensatz zur audiblen Technik kann die hier geschilderte Methode auch in Succinyl-Entspannung vorgenommen werden. Allerdings sollte man das Succinyl-Cholin erst dann geben, wenn der Tubus im Rachen liegt und der Schleim abgesaugt ist, damit die Zeit des Atemstillstandes möglichst kurz wird. Ein Nachteil ist, daß die Fiberoptik-Endoskope nicht durch die kleineren Kindertuben hindurchgehen. Weitere Nachteile sind die hohen Kosten und die Abhängigkeit von einem Kaltlichtprojektor.

Zweifellos ist die nasale Intubation mit Hilfe des Fiberoptik-Endoskopes ein interessanter Versuch, den Zugang zum Kehlkopf auf nasalem Wege in den Fällen zu erleichtern, bei denen bisher keine Laryngoskopie möglich war. Besonders in der Kieferchirurgie gibt es entsprechende Indikationen. Weitere Verbesserungen sind denkbar, und es wäre wünschenswert, wenn weitere Erfahrungen mit dieser Technik veröffentlicht würden.

Zu erwähnen ist hier, daß man auch die nasale Intubation in Lokalanaesthesie vornehmen kann [11]. Wir selbst haben keine Erfahrung mit dieser Technik, die mit und ohne orale Laryngoskopie möglich ist. Sie setzt eine ausgiebige Oberflächenanaesthesie in Nase, Rachen und Kehlkopf voraus, wobei an die Gefahr der Überdosierung des Anaestheticums gedacht werden muß. Für Patienten mit vollem Magen besteht bei nasaler

Intubation in Lokalanaesthesie Aspirationsgefahr, da der Tubus im Mesopharynx bei manchen Menschen Brechreiz hervorruft und die Larynxreflexe durch die Oberflächenanaesthesie gestört sind. Aus dem gleichen Grund besteht bei Nasenbluten Aspirationsgefahr, wenn es nicht gelingt, den Tubus rasch endotracheal zu placieren und abzublocken. Die Technik der Einführung entspricht derjenigen in Narkose, bzw. der oralen Intubation in Lokalanesthesie. Ähnlich wie bei der oralen Intubation in L.A. ist die nasale Methode in L.A. nicht einfacher als in Narkose. In der Narkosetechnik wird sie daher kaum angewendet. Vielleicht hat die Oberflächenanaesthesie einen Platz beim Tubuswechsel während Dauerintubationen bei Patienten mit Bewußtsein.

11. Die nasotrachealen Dauerintubationen

Muß ein Endotrachealtubus über längere Zeit liegenbleiben, etwa bei einem Bewußtlosen mit Schädel-Hirn-Trauma, bei einer Schlafmittelvergiftung oder auch bei einem Säugling mit akuter obstruktiver Laryngo-Tracheitis, dann wird häufig der nasotracheale Weg vorgezogen, weil der Tubus hier im Atemweg Nase-Pharynx-Larynx-Trachea ungestörter liegt als orotracheal. Er kann durch Kieferbewegungen nicht komprimiert werden und verschiebt sich nicht so leicht, da er sich einfacher befestigen läßt. Der nasale Tubus belästigt den Kranken im allgemeinen weniger, was der bewußte Patient dankbar empfindet, während der Bewußtlose wie auch der Säugling weniger Unruhe und Abwehrbewegungen zeigen und leichter zu sedieren sind.

Bis vor wenigen Jahren galt als Regel, daß ein Endotrachealtubus nach 12 bis höchstens 24 Std durch ein Tracheostoma zu ersetzen sei, falls die Indikation für die Intubation weiterbesteht. Es gibt zahlreiche Literaturstellen über Druckschäden an den Schleimhäuten von Larynx und Trachea nach länger dauernden Intubationen. Sitz und Zeitpunkt des Auftretens solcher Druckulcera hängen zweifellos von mehreren Faktoren ab. Die Art des Tubusmaterials, Begleitinfektionen und vor allem ständige Verschiebungen des Tubus durch Schluckbewegungen spielen eine Rolle. So sahen wir bei einem Patienten mit Schädel-Hirn-Trauma, der 11 Std nach dem Intubationsbeginn verstorben war, autoptisch ein ausgedehntes Druckulcus an der laryngealen Epiglottisfläche, während die Trachea keine Schäden zeigte. Der Patient war in den ersten Stunden der Intubation unruhig gewesen und hatte dauernd geschluckt. Es ist eine andere Frage, ob solche Schleimhäutläsionen nicht rasch und folgenlos nach der Extubation abheilen.

In letzter Zeit sind die Nachteile und Folgen der Tracheotomie stärker beachtet worden, besonders auch bei Säuglingen, und es wird immer wieder betont, daß der Luftröhrenschnitt weder als Eingriff selbst, noch während der postoperativen Pflege, noch bezüglich des Decanulements oder im

Hinblick auf die Spätfolgen eine harmlose Angelegenheit sei. Zur Umgehung einer sonst notwendigen Tracheotomie hat man nun in geeigneten Fällen den Nasotrachealtubus wesentlich länger belassen als früher. Weichere Tuben, reizloseres Material und eine wirksamere Behandlung der begleitenden Entzündungen mit Antibiotica und Corticosteroiden haben tage- bis wochenlange Dauerintubationen ohne verhängnisvolle Folgen ermöglicht. Trotzdem sind Berichte über solche Folgen nicht ausgeblieben [111]. Besonders unangenehm ist die narbige subglottische Stenose, welche den Patienten unter Umständen zum dauernden Kanülenträger macht. Wichtig und verantwortungsvoll ist daher bei diesen prolongierten Intubationen die Erkennung des Zeitpunktes, zu dem eventuell doch noch tracheotomiert werden muß.

Beim Erwachsenen, etwa beim Schädel-Hirn-Trauma, ersetzen wir den in der Notfallsituation oder während der Operation meist verwandten Orotracheal-Tubus nach ungefähr 12 Std durch einen Nasotracheal-Tubus und beobachten den Verlauf einige Tage lang. Meist sind es Patienten, die vorübergehend an den Respirator angeschlossen werden müssen. Sind Atmung und Beatmung ausreichend, lassen sich die Sekrete durch den Tubus befriedigend absaugen, wird der Patient durch den Tubus nicht unruhig, und zeigt sich aus dem Verlauf, daß die Intubation voraussichtlich nicht länger als eine Woche nötig sein wird, so stellen wir die Tracheotomie zurück. Wesentliche Punkte bei der Pflege sind optimale Anfeuchtung der Atemluft, um Austrocknungserscheinungen an den Schleimhäuten und Inkrustierungen im Tubus zu vermeiden, und peinliche Infektionsprophylaxe beim Absaugen. Der Tubus wird täglich gewechselt. Zeigt sich dagegen, daß der Verlauf protrahiert sein wird, daß es schwierig ist, das Bronchialsekret zu entfernen (besonders aus der linken Lunge), daß der Tubus häufiger gewechselt werden muß, dann entschließen wir uns rasch zur Tracheotomie.

Beim Säugling und Kleinkind kommt die nasotracheale Intubation ebenfalls für die Langzeitbeatmung in Frage, wie sie z. B. bei postoperativen Störungen der Spontanatmung notwendig werden kann [3, 67]. Nicht selten sind aber auch die reversiblen obstruktiven Erkrankungen der großen Atemwege, wie die akute Laryngo-tracheo-bronchitis, bei denen die sonst eventuell notwendige Tracheotomie häufig durch eine nasotracheale Dauerintubation umgangen oder doch so lange hinausgeschoben werden kann, bis sich zeigt, ob die Erkrankung in wenigen Tagen abklingen wird oder nicht. Der Tubus dient dabei meist als Luftbrücke für die Spontanatmung. Hierher gehört auch das Glottisödem nach Intubation oder Tracheobronchoskopie. Schließlich ist die Intubation als vorübergehende Luftbrücke bei erschwertem Decanulement nach länger bestehendem Tracheostoma angewandt worden, damit die Gewöhnung des Kindes an die Kanüle unterbrochen werden kann.

Beim Kind und besonders beim Säugling mit ödematöser Behinderung der Kehlkopfpassage hat die Intubation noch einen speziellen Vorteil. Kommt es zum Herausgleiten der Kanüle aus der Trachea, eine Gefahr, die bei den kurzen Rohren und dem dicken, kurzen Säuglingshals immer droht, so besteht unmittelbare Erstickungsgefahr, wenn es nicht gelingt, die Kanüle sofort wieder einzuführen. Das kann bei einer frisch angelegten Tracheotomie auch für den Geübten schwierig sein. Gleitet dagegen der Endotrachealtubus heraus, oder muß er von der Pflegekraft entfernt werden, so ist das Kehlkopflumen zunächst offen und schwillt erst allmählich wieder zu. In dieser Zeit kann der Arzt zur Reintubation geholt werden.

Bei Schleimhautschwellungen im Kehlkopfbereich kann die Intubation erschwert sein, wenn die ödematösen Strukturen eine Orientierung behindern. Manchmal setzt auch das Ödem der Einführung des Tubus einen ziemlichen Widerstand entgegen. In schwierigen Fällen kann es vorteilhaft sein, die Glottis zunächst vorsichtig oral mit einen dünnen geraden Metallkatheter (Blasenkatheter mit runder Spitze) zu sondieren, um den Weg zu finden und dem Kind Luft zu verschaffen. Während das Laryngoskop in situ verbleibt, damit der Metallkatheter seine Lage nicht verändert, wird jetzt der nasale Tubus in den Pharynx eingeführt, der Metallkatheter unter Sicht zurückgezogen und das nasale Rohr mit der Intubationszange durch die Glottis geschoben. Ob und in welcher Tiefe eine Narkose für diese Intubation notwendig ist, hängt vom Alter des Kindes und vom Ausmaß der Luftnot ab. Je jünger das Kind und je größer die Atemnot, desto seltener ist eine Narkose erforderlich. Inhalationsnarkosen mit viel Sauerstoff sind vorzuziehen. Bei gefährdeten Kindern (beginnende Cyanose bei Luftatmung, Neigung zur Bradykardie) geben wir Äther, sonst Penthrane oder Halothan. Die Narkose ist im übrigen bei diesen Zuständen problematisch, denn die Einleitung einer Inhalationsnarkose ist erschwert und verzögert außerdem die Behebung der Atemwegsstenose. Intravenöse Barbiturate dämpfen das Atemzentrum und können eine Restatmung völlig zum Erliegen bringen, wenn die Intubation nicht sofort gelingt. Diese Gefahr droht auch bei der Verwendung von Muskelrelaxantien. Ob Propanidid wegen seiner vorübergehenden Stimulierung der Atmung besser ist, können wir mangels eigener Erfahrung nicht beurteilen. Bei Erwachsenen mit mechanischer Behinderung der Atemwege sahen wir unter Propanidid heftige motorische Erregungen, welche die Intubation erschwerten, wenn man keine Muskelralaxantien geben konnte. Die Unruhe wurde wahrscheinlich ausgelöst durch die Diskrepanz zwischen der zentralen Erregung der Atmung und der Unmöglichkeit, sie entsprechend zu vertiefen.

Ein besonderes Problem beim Kind ist die Tubusgröße. Beim Erwachsenen stellt sich höchstens einmal die Frage, ob der nasale Tubus nicht zu eng für die Ventilation ist. Beim Kind muß man außerdem bedenken, ob der Tubus nicht zu dick für die ödematösen Schleimhäute im Larynx-Bereich ist, da man im Gegensatz zum Erwachsenen häufig relativ dicke Tuben durch die Nase führen kann (vgl. Kap. II). Um Druckschäden durch die Dauerintubation zu vermeiden, soll der Tubus keinesfalls dicker gewählt werden, als es für eine ausreichende Ventilation gerade erforderlich ist. Die Vermeidung von zu dicken Tuben scheint besonders wichtig zu sein, um der Gefahr der narbigen subglottischen Stenose zu entgehen, welche die gefährlichste Spätfolge der Dauerintubation darstellt. Es wird empfohlen [3], den Tubus um je 2 Charr. dünner zu wählen, als es sonst zur Intubationsnarkose üblich ist. Das macht natürlich eine aufmerksame Beobachtung der Atmungsgrößen und eventuell wiederholte Kontrollen der Blutgase erforderlich.

Sorgfältige Pflege ist unerläßlich. Durch die modernen Methoden der Luftanfeuchtung (Kaltvernebler) lassen sich Sekreteindickungen im Tubus weitgehend vermeiden (persönliche Mitteilung von Prof. ZINDLER, Düsseldorf). Kommen sie trotzdem vor, so muß der Tubus sofort gewechselt werden, da die Atemwiderstände rasch ansteigen. Streng aseptische Kautelen müssen beim Absaugen beobachtet werden. Die bakteriologische Untersuchung des Bronchialsekretes gestattet eine gezielte Anwendung von Antibiotica. Beim Säugling erfordern Ernährung, Flüssigkeits- und Elektrolythaushalt besondere Aufmerksamkeit, da Fehler hier viel rascher zur Entgleisung führen als beim Erwachsenen.

Die Angaben über die Zeitdauer, für die eine solche Intubation beim Kind möglich ist, schwanken erheblich, und es liegen wohl auch noch nicht genügend Erfahrungen vor, insbesondere auch über Dauerergebnisse, um hier abschließend urteilen zu können. Der Tubus soll jedenfalls so bald wie möglich wieder entfernt werden. Zur Zeit gilt als mittlere Zeitspanne, die möglichst nicht überschritten werden sollte, eine Woche. Es sind aber auch wesentlich längere Intubationen ohne Dauerschäden vertragen worden.

Kriterien, wann der Tubus nach obstruktiven Atemwegserkrankungen entfernt werden kann, sind nach ALLEN [3]:

a) Normale Temperatur für mindestens 24 Std.

b) Besserung des Allgemeinzustandes, Interesse an der Umgebung, am Spielzeug, Appetit.

c) Wenn der Tubus leichter verschieblich wird als Zeichen dafür, daß das Ödem zurückgeht. Von diesem Zeitpunkt ab besteht bei liegenbleibendem Tubus Aspirationsgefahr.

Besonders wichtig ist die Weiterbehandlung nach Entfernung des Tubus, um eine erneute Schwellung möglichst zu verhindern und die Reizerscheinungen rasch abheilen zu lassen. Nach längeren Intubationen funktionieren die Stimmbänder noch nicht sofort wieder einwandfrei. Daher kann auch der Hustenmechanismus weitgehend gestört sein, und die Freihaltung der Luftwege von Sekreten erfordert besondere Aufmerksamkeit [88]. Regelmäßige Kontrollen des Kehlkopfbildes über längere Zeit sollen erstens den Patienten überwachen, zweitens aber auch die Erfahrungen mit dieser Methode verbreitern helfen.

Die Dauerintubation auf nasalem Wege kann in manchen Fällen eine Tracheotomie umgehen. Ihr Platz in der Therapie mechanischer Atemstörungen und bei der Langzeitbeatmung ist gesichert. Noch nicht einheitlich sind die Meinungen darüber, wie lange solche Intubationen ausgedehnt werden können.

12. Schwierigkeiten bei der nasotrachealen Intubation

Der Weg durch die Nase zum Larynx ist weiter als der durch den Mund, und auf diesem Wege liegt eine Strecke, die auf jeden Fall blind passiert werden muß, während der Weg bei der oralen Intubation ganz zu übersehen ist. Die orale Intubation kann in einem Zuge vorgenommen werden, die nasale dagegen besteht aus den drei Akten naso-pharyngeale Passage, Aufsuchen des Tubus im Mesopharynx und Larynxpassage. Im Notfall, wenn die Intubation so rasch wie möglich vorgenommen wird und auf Anhieb gelingen muß, wie z. B. bei Aspirationsgefahr oder in bedrohlicher Atemnot ist der raschere und übersichtlichere orale Weg dem nasalen vorzuziehen, bei dem Schwierigkeiten auftreten können, die es bei der orotrachealen Intubation nicht gibt. Hier sollen solche Schwierigkeiten diskutiert werden:

a) Der Tubus passiert die Nase nicht, weil er zu dick ist.

1. Die Nares sind zu eng. Nur sehr selten ist der Hautring tatsächlich nicht weit genug. Wir sahen das nur zweimal, wobei es sich um Erwachsene handelte. Unter diesen Umständen soll man den Tubus nicht mit Gewalt hineinzwängen, da die Haut einreißen kann. Viel häufiger ist die Enge aber nur scheinbar (Abb. 32a). Gutes Einfetten des Tubus und der Haut des Naseneinganges, leichter Druck auf die Nasenspitze, um die Nares bei sehr schmalen Nasenflügeln zu erweitern (Abb. 32b), und sanftes, schraubenförmiges Hineindrehen der Tubusspitze helfen fast immer.

2. Der Tubus passiert nicht das innere Nasenloch, den Übergang vom Vestibulum in die eigentliche Nasenhöhle. Das liegt praktisch immer daran, daß die Achse des Vestibulum (schräg nach cranial dorsal) nicht mit der des gemeinsamen Nasenganges (sagittal) in Übereinstimmung gebracht werden. Anheben der Nasenspitze (Abb. 19) und sagittale Führung des Tubus, der dabei wieder etwas rotiert wird, helfen immer.

3. Die Nasenhöhle ist im knorpeligen Anteil (Abb. 3) zu eng. Da das knorpelige Septum zur anderen Seite hin ausweichen kann, kommt diese Störung bei den üblichen Tubusgrößen praktisch nur dann vor, wenn dieses Ausweichen behindert ist, z. B. durch eine dicke Magensonde im anderen Nasengang.

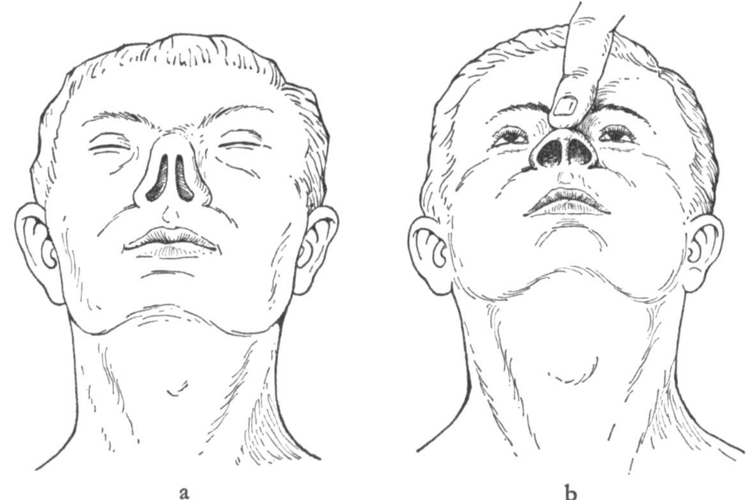

Abb. 32a u. b. a Scheinbar enge Nares. b Durch Fingerdruck auf die Nasenspitze weichen die Nasenflügel auseinander. Die Nares sind für die Tubuspassage
weit genug

4. Die knöcherne Nase ist zu eng. Beim Erwachsenen passiert hier nur
ein Tubus bis höchstens 36 Charr., meist nur ein solcher von 32 Charr.,
beim Kind dagegen immer ein der Glottisweite entsprechender Tubus.
Verstärkt werden kann die Enge durch die häufigen Septumdeviationen,
Septum- und Bodenleisten beim Erwachsenen. Selten sind Choanal-
stenosen (Choanalatresien stellt man bereits bei der Voruntersuchung fest).
Muschelhypertrophien stören nur selten, da sich die Schleimhautpolster
wegdrücken lassen. Die Hauptgefahr bei Verengungen in der knöchernen Nase besteht darin, daß ein hindurchgezwängter weichwandiger Tubus
hier komprimiert wird, und daß dadurch die Atemwiderstände erhöht
werden. Man glaubt, einen genügend weiten Tubus eingeführt zu haben,
und merkt nicht gleich, daß er erheblich stenosiert ist. Nur die Sondierung
des Tubus mit einem entsprechend dicken Absaugkatheter, die man sich
nach jeder nasalen Intubation zur Regel machen soll, schützt vor dieser,
evtl. folgenschweren Störung.

Wenn eine Nasenseite sehr eng ist, ist häufig die andere ausreichend weit,
ohne daß man dies bei vorheriger Inspektion der Nase von außen erkennen
müßte. Von der Passage eines ausreichend weiten, unkomprimierten Tubus
hängt es ab, ob der Patient genügend beatmet werden kann. Das gilt in
erhöhtem Maße bei längeren Narkosen bzw. Intubationen. Hier darf der
Anaesthesist keinesfalls ein Risiko eingehen.

5. Der Tubus ist zu dick für den Nasenrachen. Das ist nur bei Tumoren
oder sehr großen Adenoiden denkbar. Bei unserer Intubationstechnik,

welche die Abbiegung des Tubus mit Hilfe des Mandrins möglichst weit nach ventral in den Bereich des weichen Gaumens verlegt, kommt praktisch eine Behinderung der Intubation im Nasopharynx nur vor, wenn das Hindernis so groß ist, daß es die Nasenatmung der betreffenden Seite völlig verlegt, was man bei der vorherigen Prüfung leicht erkennen kann.

6. Der Tubus hat die Nase passiert, ist aber zu dick für die Glottis.

Abgesehen von Stenosen im Larynxbereich (Tumor, narbige Stenose), die meist vorher erkannt werden können, kommt das beim Erwachsenen nicht vor. Andernfalls muß man einen engeren Tubus nehmen. Bei Kindern dagegen kann der nasal passende Tubus bei normalen anatomischen Verhältnissen für die Glottis zu dick sein, und zwar um so eher, je jünger das Kind ist. Man kann einen solchen Fall aber nur annehmen, wenn ein Tubus dieser Größe den Kehlkopf auch auf oralem Wege nicht passiert. Viel häufiger aber ist das Kehlkopflumen nur scheinbar zu eng, weil der Tubus, dessen Weg durch die Nasenpassage fixiert ist, nicht genau in die Achse des Kehlkopfes gebracht werden kann. Meist bleibt er im vorderen Glottiswinkel oder im Bereich des Cricoids ventral hängen. Nicht selten hat man den Eindruck, als stünde der Kehlkopf weiter ventral als beim Erwachsenen, ein Eindruck, der durch den kürzeren Abstand zwischen Kehlkopf und Rachendach beim Kind hervorgerufen wird. Meist gelingt es durch Abbiegen der Tubusspitze mit der Intubationszange, durch Anheben des Kopfes oder auch durch Rotieren des Tubus, die Glottis zu passieren. Keinesfalls darf Gewalt angewendet werden. Manchmal geht die Glottispassage von der anderen Nasenseite aus leichter. In seltenen Fällen muß man auf die nasale Intubation verzichten und oral intubieren, wenn man keinen engeren Tubus nehmen kann, der von nasal her meist leichter durch die Glottis manipuliert werden kann.

b) Der Tubus ist nicht zu dick, bleibt aber irgendwo hängen.

Einige dieser Fälle wurden oben schon besprochen (Hängenbleiben im Vestibulum, am oberen Cricoidrand usw.).

Bei Intubationen ohne Mandrin kann der Tubus am oberen Rand des Atlaswulstes oder in der Grube cranial davon hängenbleiben oder auch in einer vergrößerten Rachenmandel. Die Intubation mit Mandrin verhindert dies, falls dieser richtig gebogen ist (vgl. Kap. III,3). Ist der Mandrin vorne zu schwach gebogen, so ist die Krümmung der Tubusspitze zu gering, und sie kann sich an der hinteren Rachenwand verfangen. Ist die Krümmung zu stark, so bleibt der Tubus, falls er sich überhaupt in die Nase einführen läßt, am unteren Nasenboden hängen oder auch mit seinem Knie am Keilbeinkörper. Außerdem hat man Schwierigkeiten, den Mandrin zurückzuziehen.

Die folgende Tabelle zeigt die Häufigkeit der Passagehindernisse an den verschiedenen Stellen an getrennt nach Intubationen mit und ohne Mandrin.

Tabelle 5. *Hindernisse bei der Einführung des nasalen Tubus*

Alter	3–7 Jahre		8–14 Jahre		über 14 Jahre		gesamt	
Zahl	411		210		846		1467	
Mandrin	ohne	mit	ohne	mit	ohne	mit	ohne	mit
Zahl	274	137	110	100	496	350	880	587
Nase	3	1	2	3	18	14	23	18
							2,6 %	*3,1 %*
Epipharynx	13	0	2	0	31	3	46	3
							5,2 %	*0,5 %*
Larynx	13	7	7	1	6	4	21	12
							2,4 %	*2,0 %*

Deutlich ist der Unterschied zwischen den Gruppen mit und ohne
Mandrin bei den Hindernissen im Epipharynx: 46 Stops bei den Tuben
ohne Mandrin stehen nur 3 bei den Tuben mit Mandrin gegenüber. Die
Differenz ist statistisch hoch signifikant (vgl. Kap. VIII,1). Der Unterschied wird noch unterstrichen durch die folgende Zeile der Tabelle, die
zeigt, daß bei der Larynxpassage, bei welcher der Mandrin in jedem Falle
entfernt ist, praktisch keine Differenz zwischen den beiden Gruppen mehr
besteht.

Tabelle 6. *Schwierigkeiten bei der Larynxpassage nasal eingeführter Tuben*

Alter	3–7 Jahre	über 14 Jahre
Anzahl	411	846
Häufigkeit der Stops	20	10
Prozent	*4,9*	*1,2*

In Tab. 6 fällt der Unterschied zwischen 3–7 jährigen Kindern und
den Erwachsenen bei der Häufigkeit von Behinderungen bei der Larynxpassage nasal eingeführter Tuben auf. Es handelt sich um nasale Intubationen bei direkter Laryngoskopie. Der Unterschied, der statistisch
hoch signifikant ist (vgl. Kap. VIII,1), spricht dafür, daß sich der nasal
eingeführte Tubus beim Kind mit seinem hochstehenden Kehlkopf
schwieriger durch die Glottis bringen läßt als beim Erwachsenen nach
erfolgtem Descensus laryngis.

IV. Die „schwierige" Intubation

Nicht selten wird der nasale Weg versucht, wenn die orotracheale Intubation aus irgendeinem Grunde mißlingt, und manchmal hat man auch Erfolg. Dieser Erfolg hängt aber von einigen Voraussetzungen ab, und es erscheint daher berechtigt, hier einen Abschnitt über die „schwierige" Intubation einzufügen. Ob eine Intubation schwierig wird oder nicht, liegt nicht nur an den morphologischen Gegebenheiten des Patienten, sondern zu einem ganz wesentlichen Teil an der Erfahrung und am Geschick des Intubierenden. Der Erfolg der Intubation und damit die Sicherheit des Patienten hängen aber entscheidend davon ab, daß sich der Anaesthesist *vor* Beginn der Narkose oder sonst vor dem Intubationsversuch darüber klar wird, ob er voraussichtlich Schwierigkeiten bekommen wird oder nicht. Sehr häufig gelingt auch eine solche Intubation, wenn man sich rechtzeitig einen Fahrplan macht, wie man vorgehen will, wenn der eine oder der andere Intubationsversuch scheitert. Ein solcher Plan und die Stellung der nasalen Intubation darin sollen hier erörtert werden.

Die Intubation kann schwierig werden, wenn der Mund nicht frei geöffnet werden kann. Ist die Ursache dafür eine Kieferklemme, so muß unterschieden werden zwischen einer muskulär bedingten Sperre (z. B. Trismus im Tetanusanfall), die sich in Muskelrelaxierung bessert und einer narbigen Kieferklemme (nach alten Verletzungen der Kiefergelenke oder nach Röntgenbestrahlung), die auch in Muskelrelaxierung bestehen bleibt. Allerdings wird auch eine vorwiegend narbig bedingte Kieferklemme unter Muskelrelaxantien (besonders unter Succinyl) lockerer, wenn die sehr kräftige Kaumuskulatur ausgeschaltet wird. Ein im Verhältnis zum übrigen Gesichtsschädel kleiner Unterkiefer mit fliehendem Kinn (Mikrogenie) erschwert die Intubation ebenfalls, da wenig Platz zum Beiseiteschieben der Zunge vorhanden ist. Von dieser Verdrängung der Zunge hängt aber die Darstellung des Kehlkopfes mit dem Laryngoskop ab. Besonders ungünstig ist der kleine Unterkiefer in Verbindung mit langen, einwärts gestellten Zähnen im Oberkiefer (Deckbiß-Stellung) (Abb. 33). Aber auch sonst können lange empfindliche Oberkieferzähne die Intubation erschweren, vor allem, wenn gleichzeitig ein hoher schmaler Gaumen vorliegt. Die Beweglichkeit des Halses ist wichtig für die Intubation, wenn auch nicht mehr in dem Maße wie vor 20 Jahren, als wir am dorsal über-

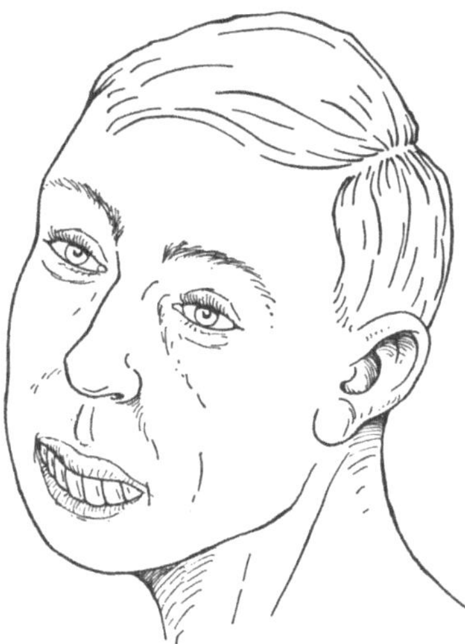

Abb. 33. „Schwierige Intubation". Die direkte Laryngoskopie ist bei Patienten mit Mikrogenie und Deckbiß meist schwierig

hängenden Kopf intubierten. Der kurze, dicke, muskelkräftige und schlecht bewegliche Hals ist für die Intubation ungünstig.

Bei weniger stark ausgeprägten Hindernissen kann es trotzdem zu Intubationsschwierigkeiten kommen, wenn mehrere von ihnen zusammentreffen, z. B. ein schlecht beweglicher, kurzer Hals mit einer dicken Zunge und langen Oberkieferzähnen oder eine partielle Kieferklemme bei kurzem Unterkiefer. Bei solchen kombinierten Hindernissen ist es oft nicht leicht, das Ausmaß der resultierenden Intubationsbehinderung vorher abzuschätzen, und es ist sicherer, sich einmal zu viel auf eine schwierige Intubation einzustellen.

Fall 4: Wir sahen kürzlich eine seit 30 Jahren bettlägerige Frau, die eine chronische Polyarthritis mit zahlreichen ankylosierten Gelenken hatte, und die wegen einer intrathorakalen Struma mit zunehmender Atemnot operiert werden mußte. Die Halswirbelsäule war soweit versteift, daß nur ganz geringgradige Dreh- und Beugebewegungen möglich waren. Es bestand eine partielle Kieferklemme, und die Zahnreihen ließen sich nur um Fingerbreite voneinander entfernen. Dabei hatte die Patientin ein volles Gebiß und dazu einen sehr kleinen, fliehenden Unterkiefer. Die Struma hatte den Kehlkopf, der glücklicherweise von außen zu tasten war, stark nach links verdrängt. Die Intubation gelang nach mehreren vergeblichen oralen und nasalen Versuchen auf oralem Wege mit einem durch Mandrin versteiften Tubus, nachdem sich der Anaesthesist noch einmal genau die Lage des Kehlkopfes vergegenwärtigt hatte, ohne daß im Laryngoskop auch nur die Epiglottis zu sehen gewesen wäre.

Erleichtert wird die Intubation durch Zahnlosigkeit im Oberkiefer oder auch durch günstig gelegene Zahnlücken. Auch Patienten mit kräftig ausgebildetem Unterkiefer sind meist leicht zu intubieren, besonders wenn ein sog. Überbiß (Progenie) vorliegt (Abb. 34).

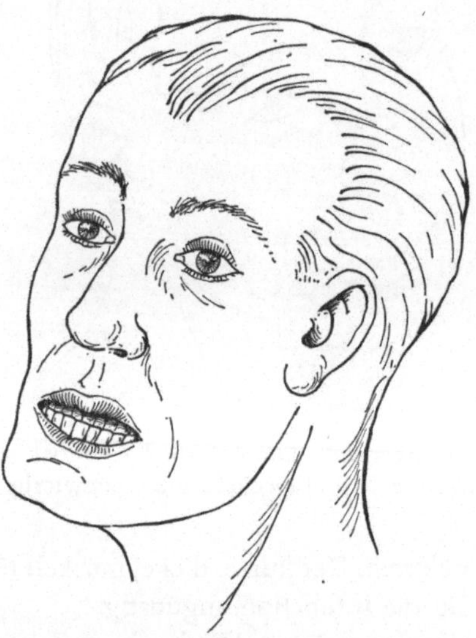

Abb. 34. Bei Patienten mit Progenie ist die Laryngoskopie meist einfach

Vorgehen bei voraussichtlich schwieriger Intubation

Wird die Intubation voraussichtlich nicht einfach sein, so muß zunächst entschieden werden, ob sie in Narkose vorgenommen werden darf oder ob der Luftweg bereits vor Beginn der Narkose gesichert werden muß, sei es durch Intubation in Lokalanaesthesie oder sei es durch ein Tracheostoma. Diese Frage muß sorgfältig erwogen werden, da die Intubation beim bewußten Patienten mit oder ohne Lokalanaesthesie technisch schwieriger ist als in Narkose und die Tracheotomie mit zusätzlichen Komplikationsmöglichkeiten und mit bleibenden Veränderungen belastet ist. Vor der Intubation darf die Narkose nicht eingeleitet werden, wenn die Gefahr besteht, daß der Patient mit Narkosebeginn die Spontanatmung einstellt und wenn er dann bei Mißlingen der Intubation nicht mit der Maske beatmet werden kann. Ein Beispiel hierfür ist die schwere Mundbodenphlegmone mit Behinderung der Spontanatmung, bei welcher der Patient die auxiliäre Atemmuskulatur zu Hilfe nehmen muß. Mit Beginn der Narkose wird die Spontanatmung ungenügend, da die Atemhilfsmuskulatur in akuten Fällen nur bei Bewußtsein ausreichend betätigt wird, und es kommt zur Ateminsuffizienz, wenn weder Maskenbeatmung noch

Intubation möglich sind. Die Narkose darf ebenfalls nicht vor der Intubation eingeleitet werden, wenn Aspirationsgefahr besteht, die nicht behoben werden kann. Ein Beispiel hierfür ist der retropharyngeale Abszeß, der kurz vor der Perforation steht und eventuell durch Manipulationen vor der Intubation und vor Abdichtung des Tubus eröffnet werden kann (Reklinieren des Kopfes, Absaugen des Rachens, Einführung des Laryngoskopes).

Eine weitere Frage, die bereits vor Beginn der Narkose beantwortet werden soll, lautet: Darf ich dem Patienten vor der Intubation Muskelrelaxantien geben oder nicht? Auch diese Frage muß genau erwogen werden, denn die Intubation in Muskelrelaxierung hat große Vorteile. Bejahen darf ich sie nur, wenn es sicher ist, daß ich den Patienten notfalls lange genug mit der Maske beatmen kann, falls die Intubation mißlingt. Die Antwort hängt ab von den vorhandenen Gesichtsmasken und von der Gesichtsform des Patienten. Es gibt Gesichter, z. B. solche mit hoher, stegartiger Nasenwurzel und fliehendem Kinn („Vogelkopf"), die mit der gewöhnlichen Maske nur außerordentlich schwierig zu beatmen sind. Eingefallene Wangen lassen sich dagegen meist durch Ausstopfen mit Mullkompressen ausgleichen. Gelingt es nicht, am narkotisierten Patienten einen dichten Maskensitz zu erzielen und die Lunge zu beatmen, was man durch eine assistierende Maskenbeatmung ausprobieren kann, so dürfen bei voraussichtlich erschwerter Intubation Muskelrelaxantien erst gegeben werden, wenn die Trachea intubiert ist.

Muß ohne Muskelrelaxantien intubiert werden, und es gelingt nicht in der üblichen Weise, so kommt man unter Umständen mit der „blinden" nasalen Intubation zum Ziel (siehe Kap. III, 8), weil sie in relativ flacher Narkose und dann gerade bei solchen Patienten leichter gelingt, bei denen der orale Weg schwierig ist.

In Narkose und Muskelrelaxierung kann die Intubation mißlingen, wenn sich der Kehlkopf bei der Laryngoskopie nicht soweit einstellen läßt, daß dem Anaesthesisten eine Orientierung möglich ist. Was ist jetzt zu tun?

Zunächst wird der Patient wieder mit der Maske beatmet. Häufig führt ein nochmaliger Intubationsversuch unter optimalen Bedingungen zum Ziel: Das bedeutet völlige Muskelentspannung durch Succinyl, exakte Lagerung des Kopfes, gut leuchtender Laryngoskop-Spatel, Verdrängung der Zunge des Patienten mit dem Spatel zur linken Seite, um Platz zu gewinnen, Gegendruck auf den Larynx von außen, eventuell Mandrin im Tubus. Weitere Möglichkeiten sind noch stärkere Ventralflexion des Kopfes, Intubation aus dem Mundwinkel oder die sog. taktile orale Intubation.

Den nasalen Weg versuchen wir bei solchen schwierigen Intubationen immer dann, wenn es nicht möglich ist, trotz Vorstellung von der Lage der Glottis etwa durch Sicht auf die Ary-Knorpel oder auf die Epiglottis, den Tubus in die Stimmritze einzuführen, mit anderen Worten, „wenn der Anaesthesist die Kurve nicht kriegt". Von der Passage durch den Nasenrachen her hat der Tubus bereits die richtige Kurve und läßt sich manchmal leicht einführen. Nach unseren Erfahrungen lohnt sich der Versuch mit der nasalen Intubation, wenn der Mund nicht richtig geöffnet werden kann, wenn eine dicke Zunge schlecht zur Seite zu bringen ist und wenn lange und vor allem einzeln stehende Oberkieferzähne die richtige Placierung des Tubus auf oralem Wege verhindern. Natürlich hängt der Erfolg der nasalen Intubation in solchen Fällen sehr von der Übung des Anaesthesisten mit dieser Technik ab. Auf keinen Fall ist die nasale Intubation ein Ersatz für eine schlechte orale Intubationstechnik.

Gelingt auch jetzt die Intubation noch nicht, so gibt es noch die Möglichkeit, die Muskelrelaxierung abklingen zu lassen und nun „blind" nasal zu intubieren, wobei man sich durch das Atemgeräusch leiten läßt. Schließlich kann man noch, um eine sonst notwendig werdende Tracheotomie zu umgehen, die Trachea punktieren, einen dünnen Katheter (Ureter-Katheter Nr. 3 mit Mandrin) durch die Punktionskanüle in die Trachea und nach oben durch die Stimmritze schieben. Über diese Führung wird der Tubus vorsichtig in die Trachea gebracht, wobei man ihn möglichst bis zur Epiglottis mit dem Finger leiten soll. Die Stimmritze muß hierzu wieder weit sein (Succinyl!). Der Verfasser hat das zuletzt erwähnte Verfahren in fast 20 Jahren täglicher Intubationspraxis noch nicht anzuwenden brauchen, hält es aber für beruhigend, diesen Ausweg zu kennen.

Entscheidend für den Erfolg bei schwierigen Intubationen ist es, daß der Patient nicht gefährdet wird und daß man in Ruhe den günstigsten Weg für den Tubus auswählen kann.

V. Komplikationen der nasotrachealen Intubation

1. Verletzungen

Blutungen aus der Nase oder dem Nasenrachen sind die häufigsten Komplikationen der nasalen Intubation. Fast immer sind sie harmloser Natur und erfordern nur ganz selten einmal blutstillende Maßnahmen. Blutungen in den Rachen können jedoch die Sicht bei der Intubation behindern, insbesondere bei schwierigen Verhältnissen, die mehrere Intubationsversuche erforderlich machen. Außerdem kann das Blut aspiriert werden, bevor der Tubus abgedichtet werden konnte.

Beachtet man die Kontraindikationen (vgl. Kap. III, 1), wie Hochdruck, allgemeine Blutungsneigungen, lokale Neigung zu Nasenbluten usw. und wendet man bei der Einführung des gut eingefetteten Tubus keine Gewalt an, dann sind Blutungen selten. Wir haben bei unseren Intubationen noch nie eine Blutstillung über die Narkosedauer hinaus betreiben müssen. Nicht ganz selten sind Blutspuren an der hinteren Rachenwand, die man mit dem Laryngoskop sieht. Leichte Blutungen mit kleinen Koageln im Pharynx kommen ebenfalls vor, sie stehen in kurzer Zeit von selbst. Als mittelstarke Blutungen betrachten wir solche, bei denen das Blut außen aus der Nase herausquillt, und wenn während der Narkose Maßnahmen zur Blutstillung wie Andrücken der Nasenflügel oder Einlegen eines Streifens notwendig werden. Solche Blutungen kamen bei uns nur bei Erwachsenen vor und waren selten. Schwere Blutungen, unter denen wir solche verstehen, welche die Intubation behindern oder zur Blutaspiration führen, oder die blutstillenden Maßnahmen über die Narkosedauer hinaus erforderlich machen, kamen bei unseren Patienten überhaupt nicht vor, wie die folgende Tabelle zeigt.

Beachtliche Blutungen traten nur in 0,53% der Gesamtfälle, und zwar ausschließlich bei Erwachsenen auf, bei denen sie 0,94% ausmachten.

In der Tab. 7 findet sich ein deutlicher Unterschied zwischen der Blutungshäufigkeit bei Verwendung der Tuben mit und ohne Mandrin in der Gruppe der 3–7jährigen. Die geringere Blutungshäufigkeit bei den Tuben mit Mandrin (2,2% gegen 4,4%) führen wir darauf zurück, daß der armierte, abgebogene Tubus die Rachenmandel seltener verletzt. Leider ist der Unterschied bei der relativ geringen Zahl von Intubationen noch nicht statistisch zu sichern.

Ist es nötig, eine Nasenblutung zu stillen, so soll man zunächst versuchen, die Blutungsquelle zu lokalisieren. Gewöhnlich handelt es sich

Tabelle 7. *Blutungen aus Nase und Nasenrachen als Folge nasotrachealer Intubationen*

Alter	3–7 Jahre		8–14 Jahre		über 14 Jahre		gesamt	
Anzahl	411		210		846		1467	
Mandrin	mit	ohne	mit	ohne	mit	ohne	mit	ohne
Anzahl	137	274	100	110	350	496	587	880
Blutungen[a]								
Spur	2	8	3	6	13	16	18	30
							3,1%	*3,4%*
leicht	1	4	4	5	8	14	13	23
							2,2%	*2,6%*
mittel	0	0	0	0	3	5	3	5
							0,5%	*0,6%*
schwer	0	0	0	0	0	0	0	0
Summen	3	12	7	11	24	35	34	58
Prozent	*2,2*	*4,4*	*7*	*10*	*6,8*	*7*	*5,8*	*6,5*

[a] Erläuterung im Text!

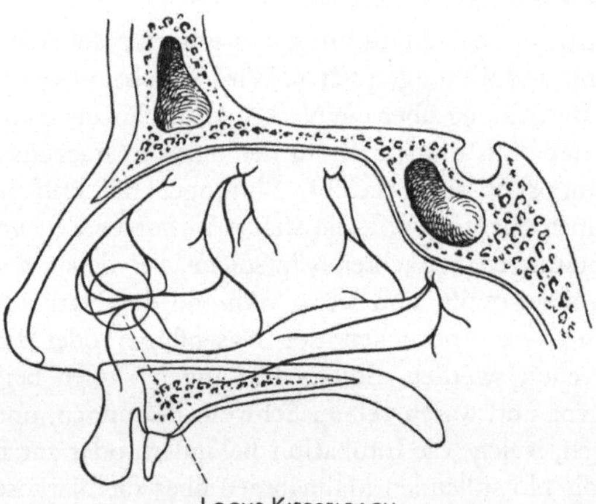

Abb. 35. Die Arterien des Nasenseptum mit dem Locus Kiesselbach. (Nach W. WAGEMANN, aus J. BERENDES, R. LINK u. F. ZÖLLNER: Hals-Nasen-Ohren-Heilkunde, Band I. Stuttgart: Georg Thieme 1964)

um die intubierte Nasenseite. Man geht mit einem kurzen Nasenspeculum medial von Tubus in die Nase ein und inspiziert bei guter Beleuchtung (Stirnspiegel oder -lampe) das Septum, soweit es sich übersehen läßt. Häufig liegt die Blutungsquelle am Locus KIESSELBACH (Abb. 35). Durch Druck auf die Nasenflügel wird die Blutungsquelle mit dem Tubus komprimiert. Das hat in unseren Fällen bisher ausgereicht. Man muß sich nur hüten, durch die Kompression das Tubuslumen zu verengen. Eine weitere Blutungsquelle kann die Rachenmandel bei Kindern sein. Als sicherste

Blutstillung gilt die Adenotomie. Bisher hatten wir es noch nicht nötig, aus dieser Indikation heraus eine Adenotomie durchführen zu lassen.

Andere Verletzungsfolgen in der Nase wie Septumperforationen oder Nebenhöhlenverletzungen haben wir nie gesehen außer Muschelinfraktionen beim Erwachsenen. Man spürt dann bei der Passage der knöchernen Nase einen feinen Ruck und hört manchmal ein leichtes Knacken. Muschelinfraktionen können durch Einrisse der bedeckenden Schleimhaut zu Blutungen führen, die aber spontan oder durch die Kompression mit den Tubus ohne weiteres wieder aufhören. Bei Kindern bemerkten wir nie Muschelinfraktionen.

An seltenen Verletzungen erlebten wir einmal eine Perforation der hinteren Rachenwand.

Fall 5: Die 31 jährige Frau sollte zur Narkose-Tonsillektomie nasal intubiert werden. Die Einführung des bogenförmigen Nasotracheal-Tubus ohne Mandrin von 32 Charr. in den Mesopharynx ging scheinbar ohne Schwierigkeiten vor sich. Kein Stop und keine Stufe wurden bemerkt. Bei der Inspektion des Rachens mit dem Laryngoskop war kein Tubus zu sehen. Dafür war die hintere Rachenwand auf der Seite wulstartig vorgewölbt, auf welcher die Nase intubiert worden war. Beim Zurückziehen des Tubus verschwand der Wulst. Die Patientin wurde oral intubiert. Der Verlauf war unter Antibiotica-Schutz störungsfrei.

Man kann nicht immer mit einem störungsfreien Verlauf rechnen, denn der im Retropharyngeum vorgeschobene Tubus liegt in einem Raum, der direkt ins Mediastinum übergeht. Für uns war der geschilderte Fall seinerzeit der Anlaß, auf Tuben mit Mandrin überzugehen, um die hintere Rachenwand im Epipharynx zu vermeiden.

Aber auch der Mandrin hat seine Gefahren. Daß er zu stark oder zu flach gebogen sein kann und dann die Passage behindert, wurde bereits erwähnt (Kap. III, 12). Keinesfalls darf die Spitze des Mandrins während der Einführung vorne aus dem Tubus herausschauen. Da sich die Gummiwand des Tubus auch in der Längsrichtung etwas zusammenschieben kann, kann sich der Mandrin auch noch während der Einführung aus dem Tubus herausschieben, wenn er bis unmittelbar an dessen Spitze heranreicht (vgl. Kap. III, 5).

Fall 6: 35 jähriger Mann mit offener Oberschenkelfraktur. Intubationsnarkose zur primären Nagelung. Nasale Intubation wegen fragiler, lückenhafter Zähne. Tubus von 34 Charr. mit Mandrin. Nase ziemlich eng. Der Tubus gleitet aber auf etwas stärkeren Druck glatt weiter. Bei Inspektion des Rachens sieht man die Tubusspitze neben dem Zäpfchen. An der Rachenwand etwas Blut. Nach Zurückziehen des Tubus und Anheben des Gaumensegels wird ein 4 cm langer Schleimhautriß rechts paramedian sichtbar. Da der Riß ganz oberflächlich ist, wird nichts unternommen. Störungsfreier Verlauf.

5*

Seitdem fordern wir, daß die Spitze des Mandrins 2 cm vor der Tubusspitze endet. Das genügt, um den Tubus entsprechend zu krümmen, und
der Mandrin hat dadurch etwas Spielraum.

Beschädigungen des Tubus bei Manipulationen im Nasenrachenraum
haben wir nicht gesehen. ZINDLER (pers. Mitteilung) sah einen Fall, bei
dem der Tubus durch die Guillotine zur Adenotomie abgeschnitten wurde.
Das ist nur möglich, wenn das Rohr zwischen Instrument und Rachenwand
gerät. Bei den Ringmessern, die unsere Operateure zur Adenotomie verwenden, kamen Tubusschädigungen bisher nicht vor, trotzdem der Tubus
mit dem Instrument nach rechts und links verschoben wird, um die Tuben-
winkel erreichen zu können.

2. Ventilationsstörungen durch den Tubus

Massive Verlegungen der Atemwege durch abgeknickte oder völlig
stenosierte Tuben werden leicht erkannt und müssen natürlich sofort behoben werden. Typisch ist die fehlende oder sehr geringe Luftbewegung
am Ansatz des Tubus, erkennbar an den unzureichenden Bewegungen des
Atembeutels oder am Volumeter. Hatte der Patient vorher Spontanatmung, so können noch durchaus Thoraxexkursionen sichtbar und nicht
selten sogar besonders lebhaft sein. Solche massiven Verlegungen der
Tubuslumina sahen wir bei unseren Patienten nicht.

Weniger leicht zu erkennen sind Ventilationsstörungen durch zwar
nicht aufgehobene, aber unzureichende Atemluftpassage durch den Tubus.
Die Erkennung ist um so schwieriger, je geringer die Ventilationsstörung
ist. Ursachen können erstens ein Tubus mit zu engem Lumen und zweitens
Stenosen des Tubuslumen durch Kompression von außen, partielle Abknickungen oder Verlegungen von innen durch Fremdkörper, Schleim oder
dergleichen sein. Die Stenosierung eines sonst ausreichend weiten Tubus
kann besonders leicht zu Komplikationen führen, da man sie dem Tubus
nicht ohne weiteres ansehen kann und weil sie sich unter Umständen erst
im Laufe der Intubation entwickelt. In der Frage, wieweit ein Tubus unter
den gegebenen Umständen sein muß, um eine ausreichende Ventilation zu
ermöglichen, ist in den letzten Jahren die früher geltende Regel, maximal
weite Tuben zu verwenden, eingeschränkt worden. Zahlreiche Anaesthesisten verwenden heute routinemäßig Tuben von 34–38 Charr., während wir
vor 20 Jahren solche von 40–42 Charr., für gerade ausreichend gehalten
haben. Neuerdings werden sogar Weiten von 26 und weniger Charr. in
endolaryngealen Eingriffen bei Erwachsenen erfolgreich verwendet [38],
wobei allerdings Beatmungsdruck und -sog erheblich erhöht werden
müssen. Unsere eigenen Erfahrungen mit solchen engen Tuben sind klinisch gut, Untersuchungen über die Wirksamkeit der Ventilation durch die
engen Rohre laufen noch.

Keinesfalls möchten wir die Gefahren einer Hypoventilation, welche durch zu enge Tuben verursacht sein können, verharmlosen. Die Störungen sind meist nicht so deutlich, daß sie klinisch sofort auffallen. Sie nehmen erst allmählich zu und werden leicht übersehen, da eine langsam auftretende Cyanose unter den gefärbten Operationstüchern oft wenig auffällig ist. Vielleicht bekommt der Patient auch noch genügend Sauerstoff, weil das Gasgemisch mit Sauerstoff angereichert ist, aber er atmet nicht genügend Kohlensäure ab. Die Hyperkapnie ist klinisch schwer zu erkennen. Gerade vor der schleichenden Hypoxie, Hyperkapnie und ihrer Kombination wird aber besonders gewarnt, und sie gelten als Ursache für verschiedene intra- und postoperative Störungen wie verlängerte Bewußtlosigkeit, verlängerte Apnoe, Versagen der zentralen Vasomotorenregelung, Herzstillstand, „posthyperkapnisches" Kammerflimmern. Eine zu schwache Ventilation fördert die Bildung von Atelektasen.

Natürlich ist es möglich, sich durch Spirometrie, Kontrolle der Blutgase, des pH, der Analyse der Atemluft und die Registrierung der Druckschwankungen vor und hinter dem engen Tubus ein Bild von der Wirksamkeit der Ventilation zu verschaffen, und wer Dauerintubationen zu überwachen hat, kann auf solche Untersuchungen nicht verzichten. Für die nasale Intubation bei der Routine-Narkose genügen jedoch einfachere Beobachtungen. Die Ventilation – spontan, assistiert oder kontrolliert – eines Patienten mit mittlerem Hbg.-Gehalt ist ausreichend, wenn er unter der Atmung eines sauerstoffreichen Gasgemisches rosige Hautfarbe zeigt und nicht cyanotisch wird, wenn er anschließend für 5–10 min Raumluft atmet. Der beste Hinweis auf eine Cyanose ist immer noch der wiederholte Vergleich eines Nagelbettes des Patienten mit dem des Anaesthesisten.

Tritt unter der Atmung durch einen relativ engen Tubus Cyanose auf und ist es nicht möglich, den Tubus durch einen weiteren zu ersetzen, dann müssen Beatmungsdruck und -sog entsprechend erhöht werden. Praktisch hat uns die Sicherung einer ausreichenden Ventilation bei der nasalen Intubation nie Schwierigkeiten bereitet, abgesehen von bereits vorher bestehenden Ateminsuffizienzen. Bei den von uns verwendeten Tubusgrößen (vgl. Kap. III, 4) traten klinisch erkennbare Hypoventilationen oder Folgen davon nicht auf.

Unter Umständen kann ein straff sitzender Tubus auf die Dauer auch Druckschäden an der Schleimhaut der Nase hervorrufen, ähnlich wie das subglottische Ödem. Praktisch sind solche Schäden aber belanglos, wahrscheinlich weil sich die Schleimhaut erholt und weil Funktionsstörungen im Gegensatz zum Larynx und Trachea durch die anderen oberen Luftwege (andere Nasenseite, Mund) ausgeglichen werden. Beschrieben wurden Abstoßungen von Nasenschleimhaut bei langdauernder Tubusbeatmung bei moribunden Patienten. Eher ist hier aber wohl an antibioticabedingte Änderungen der Bakterienbesiedlung und daraus folgende

Schleimhautschäden zu denken, wie sie bei der Entero-colitis nach Antibiotica vorkommen. Solche Patienten bekommen heute wohl überall Antibiotica.

3. Infektionen der unteren Atemwege nach nasotrachealer Intubation (Probleme der Verkeimung des nasalen Tubus)

Bei der endotrachealen Intubation durch den Mund läßt sich der Tubus bei entsprechender Sorgfalt und mit einigem Geschick meist so einführen, daß er vor Erreichen der Stimmritze weder mit den Lippen noch mit den Zähnen oder den Schleimhäuten des Mundes und des Rachens in Berührung kommt. So gelingt es zwar nicht in jedem Fall, aber doch sehr häufig, das Intubationsrohr vor der Infektion durch Berührung mit den Schleimhäuten usw. zu bewahren, bis es die Glottis berührt. Selbstverständlich setzt die „sterile" Intubation einen aseptischen Tubus und desinfizierte Hände beim Anaesthesisten voraus.

Bei der nasotrachealen Intubation ist das auf jeden Fall anders. Bei der Nasen-Rachen-Passage kommt der Tubus immer in engste Berührung zunächst mit der Haut des Naseneinganges, und dann mit den verschiedenen Schleimhauttypen von Vestibulum nasi über Nasenhöhle und Nasenrachen bis zum Mesopharynx. So wird er sich ausgiebig mit den zahlreichen Keimen beladen, die hier saprophytär oder parasitär die Oberflächen besiedeln. Nicht selten nimmt der Tubus bei der Passage Nasensekret und Rachenschleim in ganz erheblichen Mengen mit, die man bei der direkten Laryngoskopie sehen kann und auf jeden Fall soweit wie möglich mit Intubationszange und Sauger entfernen soll. Sie können unter Umständen das Tubuslumen verlegen.

Wir müssen also davon ausgehen, daß auf dem nasotrachealen Weg eine sterile Intubation nicht möglich ist. Eine Kontraindikation für die nasale Intubation wird nun allerdings aus der Tatsache der zwangsläufigen Verkeimung des Tubus keineswegs abgeleitet, und die klinische Erfahrung scheint dieser Auffassung rechtzugeben. Es wird nicht angenommen, daß die nasale Passage bei der endotrachealen Intubation häufiger zu Infekten der unteren Luftwege führt als die orale. Vergleichende Untersuchungen auf diesem Gebiet sind jedoch spärlich, vor allem wohl deshalb, weil die absolute Zahl der nasalen Intubationen heute gegenüber den oralen sehr gering ist. GILLESPIE [35] verglich in seiner Monographie 1482 nasale mit 2262 oralen Intubationen und fand weder bei den erheblichen Komplikationen (durchschnittlich 6,7%) noch bei den geringgradigen (14,2%) signifikante Unterschiede. Das war in Vor-Antibiotica-Ära. Eigene vergleichende Untersuchungen [59] zwischen nasalen und oralen Intubationen bei Patienten, die sämtlich Antibiotica erhalten hatten, ergaben ebenfalls kein schlechteres Abschneiden des nasalen Weges. Diese Untersuchungen bestätigen also den klinischen Eindruck, daß die nasale Intubation bezüglich der Infektion der Atemwege nicht risikoreicher ist als die orale.

Die genannten statistischen Untersuchungen sagen natürlich nur etwas aus über das durchschnittliche Infektionsrisiko bei einer größeren Anzahl von nasotrachealen Intubationen. Im Einzelfall, z. B. beim Vorliegen von Infekten der Nase usw. kann das Risiko erheblich höher liegen und unter Umständen eine nasale Intubation überhaupt verbieten. Daher sollen diese Fragen hier noch etwas weiter erörtert werden.

a) *Normale Bakterienflora*

Die Angaben über die normale Keimbesiedlung sowohl für die Nase wie auch für die Trachea sind unterschiedlich. Sie reichen von praktischer Keimfreiheit bis zur saprophytären Anwesenheit pathogener Keime. Die Unterschiede werden einmal durch verschiedene Untersuchungstechniken, zum anderen aber auch durch örtlich verschiedene Bedingungen für die Bakterienflora erklärt [9].

Keineswegs bildet etwa die Glottis eine strenge Grenze zwischen der Keimbesiedlung der oberen und unteren Luftwege. Die Atemluft führt Keime mit sich, und außerdem findet ständig eine geringe Schleim- und Speichelaspiration statt, besonders im Schlaf. Man kann daher auch normalerweise eine dauernde Keimverschleppung durch die Glottis in auf- und absteigender Richtung annehmen. Die Verimpfung der gewohnten Keime des Nasen-Rachensekretes führt also keineswegs zu einer massiven Bakterienbesiedlung eines vorher keimfreien Gebietes. Die klinische Erfahrung, daß in dieser Hinsicht die nasotracheale Intubation nicht schlechter abschneidet als die orotracheale, bestätigt dies.

Eine andere Frage ist es allerdings, ob durch den Tubus nicht die lokale Infektabwehr auf den Schleimhäuten der Luftwege durch Beeinträchtigung der Schleimschicht und der Ziliartätigkeit gestört wird. Zu überlegen ist weiterhin, ob nicht die saprophytär auf den Schleimhäuten lebenden pathogenen Keime durch die Intubation eventuell parasitäre Eigenschaften annehmen und dann Infekte verursachen können. Beide Annahmen würden sowohl für die nasale wir für die orale Intubation zutreffen und widersprechen überdies jeder klinischen Erfahrung.

Vorausgesetzt, daß der Tubus nicht pathogene Keime von außen einimpft, daß er also vor Gebrauch zuverlässig sterilisiert und nicht durch das Personal infiziert wurde, ist bei normaler Keimbesiedlung die nasale Passage für die unteren Luftwege nicht ungünstiger als die orale.

b) *Die banalen Infekte der Luftwege*

Die Virusinfekte der Luftwege machen zwar meist Krankheitserscheinungen an bestimmten Stellen, wie in der Nase, im Rachen, im Larynx oder in der Trachea und den Bronchien, erreichen aber tatsächlich auf den verschiedenen Infektionswegen immer wesentlich größere Gebiete. Zum Beispiel sind bei einer akuten Rhinitis immer die Luftwege im ganzen infiziert, ebenso wie bei einer Tracheitis oder Pharyngitis. Es ist also sehr unwahrscheinlich, daß hierbei der Tubus infektiöses Material in vorher von der Infektion unberührtes Gebiet verschleppt.

Dagegen ist bei den akuten Infekten der Luftwege unbedingt an die Änderung der lokalen Infektabwehr durch die Intubation zu denken, was aber für die oro- und nasotracheale Intubation gleichermaßen gilt. Wenn ein Patient mit einer akuten Rhinitis intubiert wird, und er hat dann anschließend eine Tracheitis, so beruht das nicht so sehr auf einer Infektion der vorher infektfreien Trachea durch den Tubus, sondern auf einer Störung der Infektabwehr in der Trachea gegenüber den dort bereits vorhandenen pathogenen Keimen.

Bei den akuten Infekten der Luftwege wird man daher die Intubation streng gegen das Infektionsrisiko abwägen müssen.

c) *Lokale Infektionen mit hochvirulenten Keimen*

Bei eitrigen Infektionen, wie beim Nasenfurunkel, bei der eitrigen Sinusitis oder beim Peritonsillarabszeß wird man die nasale Intubation und die Gefahr der Verimpfung solcher Keime in die unteren Luftwege ebenso vermeiden wie die orale Intubation bei einem Lippenfurunkel, einer Stomatitis oder einer Parulis. Abgesehen von der Verschleppung infektiösen Materials kann der lokale Infekt selbst, also z. B. der Nasenfurunkel durch die Reizung mit einem Tubus verschlimmert werden. In diesen Fällen wird man möglichst einen Intubationsweg wählen, auf dem keine solchen Infektionen liegen.

Zusammengefaßt ergeben sich aus diesen Betrachtungen folgende Hinweise für den Intubationsweg:

1. Bei infektfreien oberen Luftwegen kann man sowohl oral als auch nasal intubieren, falls keine anderen Kontraindikationen vorliegen.

2. Dasselbe gilt für die banalen Infekte der oberen Luftwege, soweit man nicht in diesen Fällen überhaupt auf die Intubation verzichten kann oder noch besser den Eingriff aufschiebt, bis der Infekt abgeklungen ist. Nur wenn der Virusinfekt eindeutig die Nase befallen hat wie beim Fließschnupfen, intubieren wir oral, wenn die Intubation unumgänglich ist.

3. Bei lokalisierten eitrigen Prozessen auf den nasalen oder oralen Wegen wird jeweils die andere Intubationsroute benutzt.

Auf die mögliche Perforation von Abszessen in den Mund oder in den Rachen durch Endoskop oder Tubus und auf die dabei bestehende Aspirationsgefahr von Abszeßeiter sei noch einmal ausdrücklich hingewiesen (vgl. Kap. IV).

VI. Der Platz des nasotrachealen Weges in der heutigen Intubationstechnik

Für den Routinefall wird heute der orale Weg bevorzugt. Kann der Anaesthesist nicht auf die nasale Intubation, die immerhin Übung erfordert und ihre speziellen Probleme hat, ganz verzichten?

Er kann es, wenn er mit Operateuren zusammenarbeitet, die entweder nicht in der oder durch die Mundhöhle operieren oder sich durch den Tubus im Mund des Patienten nicht gestört fühlen. Er kann es weiterhin, wenn er bei Patienten, die intubiert werden müßten, bei denen aber der Mund nicht geöffnet werden kann oder bei denen sonst die orale Intubation nicht möglich ist, tracheotomiert. Solche Fälle sind sicher selten, aber sie kommen vor. Bei allen anderen Patienten, die man heute noch nasal intubiert, bringt dieser Weg zwar Vorteile, ist aber nicht zwingend.

Wir intubieren nasotracheal bei Operationen in der Gegend des Mundes, in der Mundhöhle und am Hals, vorwiegend also in der HNO-Klinik, in der Unfallchirurgie (Gesichtsverletzungen), in der Zahn- und Kieferchirurgie und in der allgemeinen Chirurgie, wenn wir möglichst weit vom Operationsfeld entfernt bleiben und verhindern wollen, daß sich der Tubus unter der Abdeckung verschiebt (Struma, Mediastinoskopie).

Wir intubieren weiter nasotracheal, wenn der Patient den Mund nicht oder nicht weit genug öffnen kann (Kiefergelenksankylose, andere Kiefergelenkssperren, zahnärztliche Schienen, Kopf-Hals-Gipsverband), bei habituellen Kieferluxationen, bei fragilen Zähnen oder losen Brücken, bei lokalen Infektionen in der Mundhöhle, bei Dauerintubationen für die ersten Tage, wenn nicht wegen Beatmungs- oder Absaugschwierigkeiten der orale Weg oder die Tracheotomie besser sind.

Wir versuchen den nasotrachealen Weg, wenn die orale Intubation nicht gelingt.

Wir verzichten auf die nasotracheale Intubation, wenn Erkrankungen oder Deformierungen von Nase oder Nasenrachen den nasalen Weg verbieten, wenn kein ausreichend weiter Tubus die Nase passiert, bzw. wenn er in der Nase komprimiert wird, wenn uns der orale Weg aus anderen Gründen vorteilhafter erscheint (bei eiligen Intubationen wegen akuter Ateminsuffizienz, bei Intubationen in Aspirationsgefahr).

Wirklich schwerwiegende Nachteile hat die nasale Intubation im allgemeinen nicht. Andererseits ist eine gewisse Übung in der Technik erforderlich. Das gilt besonders für die seltenen Fälle, in denen sie zwingend

Tabelle 8. *Unterschiede zwischen oro- und nasotrachealer Intubation*

	Oral	Nasal
Prinzip	Tubus liegt zunächst im Speiseweg und gelangt erst im Mesopharynx in den Luftweg.	Tubus liegt von vornherein im Luftweg.
Tubusgröße	Weite nur durch die Glottis begrenzt.	Weite muß das Lumen der Nase berücksichtigen. Das bedeutet, daß der Tubus beim Erwachsenen meist nicht dicker als 32–34 Charr. sein kann. Beim Kind sind relativ weitere Tuben verwendbar, bis zum 8. Lebensjahr meist in der Stärke, die auch für die Kehlkopfengen gerade durchgängig ist.
	Länge: Der orale Tubus kann mindestens 2 cm kürzer sein als der entsprechende nasale.	
Intubationstechnik	Intubation in einem Akt.	Nasale Passage als besonderer Akt, welcher der Kehlkopfintubation vorausgeht. Meist etwas mehr Zeit erforderlich.
	Tubus hat mehr Spielraum im Mund.	Durch den Kanal der Nase ist der Weg des Tubus bereits festgelegt. Das erschwert unter Umständen Korrekturen im Mesopharynx zwischen Gaumen und Kehlkopf, besonders beim Kleinkind mit seinem relativ hochstehendem Larynx und bei der „blinden" nasalen Intubation.
	Sterile Intubation möglich.	Sterile Intubation nicht möglich.
Befestigung des Tubus	Besondere Fixierung am Gesicht erforderlich.	Fixierung häufig überflüssig; wenn doch erforderlich, ist Fixierung besonders einfach.
	Schwierig, wenn in der Mundhöhle operiert wird.	Mundhöhle bleibt frei

Tabelle 8 (Fortsetzung)

	Oral	Nasal
Extubation	Gelegentlich erschwert. (Z. B. am halbwachen Patienten, der den Mundknebel herausgedrück hat, evtl. durch Bißkompression des Tubus, wodurch Ventilation und endotracheales Absaugen behindert werden und bei gewaltsamer Extubation Zahnschäden oder dergleichen entstehen können).	Immer einfach
Dauerintubation	Optimal weiter Tubus verwendbar. Fixierung manchmal schwierig, besonders bei unruhigen Patienten. Einführen des Saugers zur Bronchialtoilette meist einfacher.	Tubus reizt weniger: Weniger Abwehrbewegungen beim Bewußtlosen; stört Patienten, die bei Bewußtsein sind, weniger.
Komplikationen	Kompression des Tubus höchstens zwischen Zähnen und Kiefer. Abknickung im Mundrachen selten. Eventuell Schwierigkeiten bei lückenhaften, fragilen Zähnen.	Kompression des Tubus in der knöchernen Nase. Abknickung im Mundrachen noch seltener. Verletzungsgefahr der hinteren Rachenwand von der Intubationstechnik abhängig. Nicht selten kleine Schleimhautverletzungen in Nase und Nasenrachen.

Ernste Komplikationen bei beiden Verfahren gleich selten.

indiziert ist. Wollte man sie aber auf diese seltenen Gelegenheiten beschränken, dann fehlt die nötige Übung gerade dann, wenn sie am dringlichsten erforderlich ist. Wir sind daher der Meinung, daß der Anaestesist die Technik der naso-trachealen Intubation pflegen und immer dann anwenden sollte, wenn sie dem Patienten Vorteile bringt.

VII. Zusammenfassung

In der vorliegenden Arbeit wird versucht, den Platz der nasotrachealen Methoden in der heutigen Intubationstechnik zu bestimmen. Nach einem Blick auf die historische Entwicklung werden die anatomischen und pathologischen Besonderheiten des nasalen Weges beschrieben. Herausgestellt wird, daß die eigentliche Nasenpassage in jedem Falle „blind" erfolgt, also besonders guter theoretischer Kenntnisse des Anaesthesisten bedarf. Zur Intubationstechnik werden Verbesserungen vorgeschlagen, die sich uns in jahrelanger Anwendung bewährt haben: Der gebogene Mandrin für die nasale Passage vermeidet die hintere Rachenwand im Epipharynx und die hier gelegenen Komplikationsmöglichkeiten (Verletzung der Rachenmandel beim Kind, Stop am Atlaswulst beim Erwachsenen). Nachgewiesen wird, daß die Nase bei Kindern bis zu 8 Jahren praktisch immer Tuben passieren läßt, die auch für die Kehlkopfengen ausreichend weit sind. Die Schwierigkeiten bei der nasalen Intubation des Säuglings liegen nicht in einer zu engen Nase, sondern in dem kurzen Abstand des Larynx vom Gaumen, der wenig Platz zum Manipulieren vom Mund aus läßt. Für die „blinde" nasale Intubation bringt die sichere Vorstellung von der Lage des Tubus im Mesopharynx, welche durch den Mandrin vermittelt wird, Vorteile. Der Tubus liegt bei unserer Technik praktisch immer in der gleichseitigen Rachenhälfte und kann in seiner Lage durch den Mandrin kontrolliert und gegebenenfalls verändert werden. Schließlich werden die Komplikationen der nasotrachealen Intubation erörtert, wobei sich zeigt, daß ernstere Folgen ebenso selten sind wie bei der orotrachealen Technik. Eine Übersicht über Vor- und Nachteile der nasalen Intubation, über Indikationen und Kontraindikationen beschließt die Arbeit.

VIII. Anhang

1. Statistik

Häufigkeitsverteilung der naso- und orotrachealen Tuben (zu Kap. III, 4, Tabelle 2–4).

Frage: Geprüft werden soll, ob zwischen den Tubusgrößen bei nasaler, bzw. oraler Intubation ein statistisch gesicherter Unterschied besteht. Wir haben drei Gruppen von Altersstufen.

Überlegungen zur Testwahl:

Uns interessieren die *im Durchschnitt* verwendeten Tubusgrößen in den verschiedenen Altersstufen. Als Parameter kommen also geeignete Mittelwerte in Frage. Bereits aus den Graphiken geht hervor, daß die Verteilungen der Tubusgrößen z. T. asymmetrisch sind. Bei der Suche nach einem geeigneten Mittelwert bestätigte sich diese Vermutung, denn Durchschnitt und Median liegen z. T. erheblich auseinander (z. B. ist für die Gruppe der 8–14jährigen der Durchschnitt 28,6 Charr., der Median 27,7 Charr.). Somit folgen die Werte nicht durchweg der Normalverteilung, und es müssen daher verteilungsfreie Prüfverfahren benutzt werden.

Rangtests sind wegen der zahlreichen „Bindungen" zwischen den zu prüfenden Gruppen unhandlich. Wir wählen daher Tests für Alternativwerte, die wir dadurch gewinnen, daß für jede Altersgruppe der gemeinsame Median errechnet und dann ausgezählt wird, wie viele Werte der oralen, bzw. nasalen Tuben jeweils über oder unter dem Median liegen. Wir halten den Median, der genau in der Mitte der gemeinsamen Verteilung liegt, für geeigneter als den Durchschnitt, der stärker durch die uns hier weniger interessierenden Randwerte beeinflußt wird. Eine Kontrolle ergab jedoch, daß eine Prüfung mit dem Durchschnitt zu denselben Entscheidungen führt. Aus den gewonnenen Alternativwerten bilden wir in jeder Altersstufe eine Vier-Felder-Tafel und prüfen dann mit der χ^2-Verteilung. Versucht man dagegen, die vorhandenen Häufigkeitstabellen in $n \times n$-Tafeln zusammenzufassen, so fallen die hier weniger interessanten Werte in den Randklassen zu sehr ins Gewicht und beeinflussen das Ergebnis. Alternativwerte um den errechneten Median herum sind bei unserer Fragestellung geeigneter.

Zu Tabelle 2: Gruppe der 3–7jährigen.

Frage: Ist die Häufigkeit der über, bzw. unter dem gemeinsamen Median liegenden Tubusgrößen bei nasaler, bzw. oraler Intubation verschieden?

H_0 (Nullhypothese): Die Tubusgrößen unterscheiden sich nicht signifikant.

H_1 (Gegenhypothese): Die Tubusgrößen unterscheiden sich signifikant.

Fragestellung: zweiseitig.
Signifikanzniveau: $\alpha = 0,05$.
Der gemeinsame Median ist: $Z = 23,5$ Charr.
Wir haben die Gesamtzahl $N = 684$ Fälle.
Von den oralen Tuben liegen über dem Median $a = 223$ Tuben
Von den oralen Tuben liegen unter dem Median $b = 50$ Tuben
Von den nasalen Tuben liegen über dem Median $c = 316$ Tuben
Von den nasalen Tuben liegen unter dem Median $d = 95$ Tuben

Vier-Felder-Tafel

		Median		
		über	unter	
Tubusroute	oral	$a = 223$	$b = 50$	$a + b = 273$
	nasal	$c = 316$	$d = 95$	$c + d = 411$
		$a + c = 539$	$b + d = 145$	$N = 684$

$$\chi^2 = \frac{(ad - cb)^2 N}{(a+b)(a+c)(b+d)(c+d)} = \frac{(223 \cdot 95 - 316 \cdot 50)^2 \cdot 684}{273 \cdot 539 \cdot 145 \cdot 411} \approx 2,26.$$

Für einen Freiheitsgrad ergibt sich bei zweiseitiger Fragestellung ein $p > 0,10$.
Entscheidung: H_0 ist anzunehmen.

Ergebnis: Bei den 3–7jährigen Patienten ist die Häufigkeit der über, bzw. unter dem gemeinsamen Median liegenden Tubusgrößen bei nasaler oder oraler Intubation nicht signifikant voneinander verschieden.

Zu Tabelle 3: Gruppe der 8–14 jährigen.

Frage usw. wie bei Statistik zu Tabelle 2.

$$Z = 27,7 \text{ Charr.}$$
$$N = 381 \quad a = 135$$
$$b = 36$$
$$c = 135$$
$$d = 75$$

Vier-Felder-Tafel

		Median		
		über	unter	
Tubusroute	oral	135	36	171
	nasal	135	75	210
		270	111	381

$$\chi^2 = \frac{(135 \cdot 75 - 135 \cdot 36)^2 \cdot 381}{171 \cdot 270 \cdot 111 \cdot 210} \approx 9,8$$

Beim Vergleich mit der Prüfverteilung erhalten wir $p < 0,005$.

(Auch mit Kontinuitätskorrektur würde sich bei $\chi^2 \approx 9,1$ kein anderes Ergebnis zeigen.)

Entscheidung: p liegt wesentlich unter dem Signifikanzniveau. H_1 ist anzunehmen.

Ergebnis: In der Gruppe der 8–14jährigen unterscheiden sich die nasal und oral verwendeten Tuben in ihrer Größe wesentlich.

Zu Tabelle 4: Gruppe der über 14jährigen.

Frage usw. wie bei Statistik zu Tab. 2.

$Z = 33,6$.

Wie aus der Tabelle und der Graphik hervorgehen, ist der Unterschied zwischen oralen und nasalen Tuben noch erheblich größer als bei der vorhergehenden Altersgruppe. Da auch die Anzahl der Fälle größer ist, kann mit Sicherheit erwartet werden, daß beide Verteilungen statistisch hochsignifikant voneinander verschieden sind. Eine Ausrechnung erübrigt sich.

Statistik zur Tabelle 5: Hindernisse bei der Einführung des nasalen Tubus (Kap. III,12).

Frage 1: Bei der *Epipharynxpassage* des nasalen Tubus kam es bei der Einführung ohne Mandrin 46mal zu Stops, bei der Verwendung eines Mandrins nur 3mal. Ist der Unterschied signifikant?

Es handelt sich um die Prüfung eines qualitativen Merkmales, das sich in einer Vierfeldertafel anordnen läßt.

H_0: Der Unterschied ist nicht signifikant.
H_1: Der Unterschied ist signifikant.
Fragestellung: zweiseitig.
Signifikanzniveau: $\alpha = 0{,}05$.
$N = 1469$.

Kein Stop, kein Mandrin: 836
Kein Stop, mit Mandrin: 584
Mit Stop, kein Mandrin: 46
Mit Stop, mit Mandrin: 3

Vier-Felder-Tafel

		Mandrin		
		—	+	
Stop	—	836	584	1420
	+	46	3	49
		882	587	1469

Da das Feld d nur mit 3 besetzt ist, kann die χ^2-Verteilung nicht ohne weiteres angewendet werden. Wegen der zu erwartenden hohen Signifikanz prüfen wir zunächst die folgende ungünstigere Häufigkeits-Verteilung mit 44 Stops bei c und 5 bei d, auf welche die χ^2-Verteilung anwendbar ist.

$$\text{Wir erhalten } \chi^2 = \frac{(838 \cdot 5 - 582 \cdot 44)^2 \cdot 1469}{1420 \cdot 49 \cdot 882 \cdot 587} \approx 18{,}7$$

Für χ^2 von 18,7 ist bei einem Freiheitsgrad ein $p < 0{,}0005$ anzunehmen, das weit unter dem Signifikanzniveau liegt. Da bereits die geprüften Verteilungen von 44 gegen 5 Stops hochsignifikante Unterschiede aufweisen, müssen die empirischen Verteilungen von 46 gegen 3 Stops ebenfalls signifikant voneinander verschieden sein.

Entscheidung: H_1 wird angenommen.

Ergebnis: Die Gruppe mit Mandrin hat signifikant weniger Stops im Epipharynx als die Gruppe ohne Mandrin.

Statistik zur Tabelle 5: Hindernisse bei der Einführung des nasalen Tubus.

Frage 2: Bei der *Larynxpassage* der nasal eingeführten Tuben in der Gruppe ohne Mandrin 21 mal Störungen gegenüber 12 Störungen in der Gruppe mit Mandrin. Besteht ein signifikanter Unterschied zwischen beiden Gruppen?

6*

Wieder handelt es sich um Häufigkeitsverteilungen, die eine Gruppierung in einer Vierfeldertafel gestatten.

H_0: Es besteht kein signifikanter Unterschied.
H_1: Es besteht ein signifikanter Unterschied.
Fragestellung: zweiseitig.
Signifikanzniveau: $\alpha = 0{,}05$.
$N = 1469$.

Larynxpassage ohne Störung ohne Mandrin:	861
Larynxpassage ohne Störung mit Mandrin:	575
Larynxpassage mit Störung ohne Mandrin:	21
Larynxpassage mit Störung mit Mandrin:	12

Vier-Felder-Tafel

		Mandrin		
		−	+	
Störung	−	861	575	1436
	+	21	12	33
		882	587	1469

Da kein Wert unter 5 liegt, kann die χ^2-Verteilung benutzt werden.

$$\chi^2 = \frac{(861 \cdot 12 - 575 \cdot 21)^2 \cdot 1469}{1436 \cdot 33 \cdot 882 \cdot 587} \approx 0{,}18.$$

Für $\chi^2 = 0{,}18$ ist $p > 0{,}05$.

Entscheidung: H_0 ist anzunehmen.

Ergebnis: Bezüglich des Stops bei der Larynxpassage der nasal eingeführten Tuben besteht zwischen den Gruppen mit und ohne Mandrin kein signifikanter Unterschied.

Statistik zur Tabelle 6: Schwierigkeiten bei der Larynxpassage nasal eingeführter Tuben bei den Altersgruppen der 3–7jährigen und der über 14jährigen (Kap. III/12).

Frage: Ist bei den Schwierigkeiten der Larynxpassage der Unterschied zwischen den Altersgruppen der 3–7jährigen den über 14jährigen statistisch zu sichern?

Es handelt sich wieder um Häufigkeiten, die sich in einer Vierfeldertafel gruppieren lassen.

H_0: Es besteht kein signifikanter Unterschied.

H_1: Es besteht ein signifikanter Unterschied.

Fragestellung: zweiseitig.
Signifikanzniveau: $\alpha = 0{,}05$.
$N = 1257$.

Von den Erwachsenen boten keine Schwierigkeiten: 836
Von den Kindern boten keine Schwierigkeiten: 319
Von den Erwachsenen boten Schwierigkeiten: 10
Von den Kindern boten Schwierigkeiten 20

Vier-Felder-Tafel

		über 14 jährige	3–7 jährige	
Schwierigkeiten:	—	836	391	1227
	+	10	20	30
		846	411	1257

$$\chi^2 = \frac{(836 \cdot 20 - 391 \cdot 10)^2 \cdot 1257}{1227 \cdot 846 \cdot 411 \cdot 30} \approx 16{,}1 .$$

Für $\chi^2 = 16{,}1$ ist bei einem Freiheitsgrad $p < 0{,}0005$.

Entscheidung: H_1 ist anzunehmen.

Ergebnis: Bei den Stops während der Larynxpassage besteht ein signifikanter Unterschied zwischen Kleinkindern und Erwachsenen.

Statisik zu Tabelle 7: Blutungen usw. als Folge nasotrachealen Intubationen.

Frage: Ist in der Altersgruppe der 3–7 jährigen die Häufigkeit der Blutungen bei Intubationen mit oder ohne Mandrin voneinander verschieden?

Allgemeine Bemerkung zur Testwahl

Es handelt sich um die Prüfung eines qualitativen Merkmales, und die empirisch gefundenen Verteilungen lassen sich in einer Vierfeldertafel gruppieren.

H_0: Beide Gruppen lassen sich durch die Blutungshäufigkeit nicht signifikant unterscheiden.

H_1: Sie lassen sich signifikant voneinander unterscheiden.

Fragestellung: zweiseitig.

Signifikanzniveau: $\alpha = 0,05$.

$N = 411$.

Gruppe ohne Mandrin: Keine Blutung $a = 262$
Gruppe mit Mandrin: Keine Blutung $b = 134$
Gruppe ohne Mandrin: Blutung $c = 12$
Gruppe mit Mandrin: Blutung $d = 3$

Vier-Felder-Tafel

		Mandrin			
		—	+		
Blutung	—	$a = 262$	$b = 134$	$a + b = 396$	
	+	$c = 12$	$d = 3$	$c + d = 15$	
		$a + c = 274$	$b + d = 137$	$N = 411$	

Da das Feld d mit einem Wert unter 5 besetzt ist, läßt sich die χ^2-Verteilung nicht verwenden, sondern es wird der „exakte Wahrscheinlichkeitstest" nach FISCHER-YATES benutzt (zitiert nach LIENERT, G. [65]).

Es ist

$$p_1 = \frac{(a+b)!\ (a+d)!\ (a+c)!\ (b+d)!}{N!\ a!\ b!\ c!\ d!} = \frac{396!\ 15!\ 274!\ 137!}{411!\ 262!\ 134!\ 12!\ 3!} > 0,12.$$

Da p_1 bereits deutlich über dem Signifikanzniveau von $\alpha = 0,05$ liegt, kann auf die Wahrscheinlichkeiten der extremeren Häufigkeits-Verteilungen verzichtet werden.

Entscheidung: Da $p > \alpha$, wird H_0 angenommen.

Ergebnis: In der geprüften Gruppe der 3–7jährigen ließen sich keine signifikanten Unterschiede in der Häufigkeit des Nasenblutens zwischen den Patienten finden, die mit bzw. ohne Mandrin nasal intubiert wurden.

2. Literatur

1. ABOBTT, T. R.: Complications of prolonged nasotracheal intubation in children. Brit. J. Anaesth. **40**, 347 (1968).
2. ADRIANI, J.: The Pharmakology of anesthetic drugs, 4. Aufl. Springfield, Ill: C. C. Thomas 1960.
3. ALLEN, T. H., and J. M. STEVEN: Prolonged endotracheal intubation in infants and children. Brit. J. Anaesth. **37**, 566 (1965).
4. American Standard Spezifications for Anesthetic Equipment: Endotracheal-Tuben. New York: American Standard Association Inc. 1960.
5. BARNARD, J.: An unusual accident during intubation. Anaesthesia **3**, 126 (1948).
6. BARTH, L., u. M. MEYER: Moderne Narkose, 2. Aufl. Jena: VEB Gustav Fischer 1965.
7. BAUER, H.: Zur Dehnungsverletzung der N. recurrens durch Intubation bei Narkose. Anaesthesist **7**, 173 (1958).
8. BECKMANN, G.: Akute und chronische Entzündungen des Kehlkopfes. In: BERENDES, J., R. LINK, u. F. ZÖLLNER: Hals-Nasen-Ohren-Heilkunde, Band II/2. Stuttgart: G. Thieme 1963.
9. BERENDES, J., R. LINK, u. F. ZÖLLNER: Hals-Nasen-Ohren-Heilkunde. Stuttgart: G. Thieme 1964.
10. BERGMANN, H.: Zur Anaesthesie von Lippen-Kiefer-Gaumenspalten. Anaesthesist **2**, 113 (1953).
11. BINOGRADOW, B. M., u. P. K. DJATSCHENKO: Grundlagen der klinischen Anaesthesiologie. Russ. Leningrad: MEDGIS 1961.
12. BOLLOBAS, B.: Beiträge zur Lymphzirkulation des Nasopharynx. Z. Laryngo. Rhinol. **39**, 811 (1960).
13. BRANDSTATER, B.: Prolonged intubation: an alternative to tracheostomy in infants. Berichte 1. Europ. Kongreß für Anaesthesie. Wien 1962. Beitrag 106.
14. Brit. Med. Journal **14**, 109 (1937). Editorial: Nasal endotracheal anaesthesia.
15. CAVE, P., and G. FLETSCHER: Resistance of nasotracheal tubes used in infants. Anesthesiology **29**, 588 (1968).
16. CHANDRA, P.: Blind intubation. Brit. J. Anaesth. **38**, 207 (1966).
17. CLARA, M.: Entwicklungsgeschichte des Menschen. 6. Aufl. Leipzig: Georg Thieme 1966.
18. COFFIN, S.: Tear of pharyngeal mucous membrane during intubation. Anaesthesia **5**, 104 (1950).
19. COLGAN, F. J., and A. S. KEATS: Subglottic stenosis. Anesthesiology **18**, 265 (1957).
20. CORNING, H. K.: Lehrbuch der topographischen Anatomie. 24. Aufl. München: J. F. Lehmann 1949.
21. DALEY, W. M.: Unusual complication of nasal intubation: Report of case. Anesthesiology **14**, 96 (1953).
22. DAVIS, J. A. H.: Blind nasal intubation using doxapram hydrochloride. Brit. J. Anaesth. **40**, 361 (1968).
23. DAVISON, M. H. A.: The evolution of anesthesia. Altrincham: John Sherratt and son 1965.

24. Dawkins, C. J. M.: Pulmonary complications following nasal endotracheal anaesthesia. Brit. J. Anaesth. **14**, 45 (1937).
25. — Nasal endotracheal anaesthesia. Brit. J. Anaesth. **14**, 182 (1937).
26. Digby Leich, M., and M. K. Belton: Pediatric anesthesiology, 2. Aufl. New York: The MacMillan Company 1960.
27. Dingley, A. R.: Nasal intubation: dangers and difficulties from rhinological aspect. Brit. med. J. **1**, 693 (1943).
28. Downes, J. J., T. W. Stricker, and S. Stoal: Complications of nasotracheal intubation in children with croup. New Engl. J. Med. **274**, 226 (1966).
29. Eckenhoff, J.: Some anatomic considerations of the infant larynx influencing endotracheal anesthesia. Anesthesiology **12**, 401 (1951).
30. Eckert-Moebius, A.: Normale und pathologische Physiologie der Nasen- und Mundatmung. Dtsch. Zahn-, Mund- u. Kieferheilk. **18**, 345 (1953).
31. Elbrond, D.: Laryngeal damage following prolonged intubation. Dan. med. Bull. **11**, 134 (1964).
32. Edler, Ch. K.: Anesthesiology **5**, 392 (1944) (zit. nach Brit. J. Anaesth. **38**, 207 (1966).
33. Ellis, H., and M. McLarty: Anatomy for anaesthetists. Oxford: Blackwell Sc. Publ. 1963.
34. Engel, S.: The child lung, 2. Aufl. London: Edward Arnold & Co. 1962.
35. Fearon, B., R. E. McDonald, C. Smith, and D. Mitchell: Airway problems in children following prolonged endotracheal intubation. Ann. Otol. (St. Louis) **75**, 975 (1966).
36. Ferner, H.: Grundriß der Entwicklungsgeschichte des Menschen, 4. Aufl. München-Basel: Ernst Reinhardt 1959.
37. Frey, R., W. Hügin, u. O. Mayrhofer: Lehrbuch der Anaesthesiologie. Berlin-Göttingen-Heidelberg: Springer, 1955.
38. Gabriel, W.: Narkose und Beatmung bei endotrachealen Eingriffen. Z. prakt. Anästh. Wiederbeleb. **1**, 176 (1967).
39. Gillespie, N. A.: Endotracheal Anesthesia, 3. Aufl. Madison: University of Wisconsia Press, 1963.
40. — Blind nasal intubation. Curr. Res. Anesth. **29**, 217 (1950).
41. —, and W. A. Conroy: Endotracheal anesthesia: The relation of nasotracheal and orotracheal intubation to respiratory morbidity. Anesthesiology **2**, 28 (1941).
42. Gold, M. J., and D. R. Buechel: A method of blind nasal intubation for the conscious patient. Anesth. Analg. Curr. Res. **39**, 257 (1960).
43. Greven, H., u. M. Körner: Narkose oder Lokalanaesthesie bei der Tonsillektomie? Z. Laryng. Rhinol. **40**, 555 (1961).
44. Hafferl, A.: Lehrbuch der topographischen Anatomie. Berlin-Göttingen-Heidelberg: Springer 1963.
45. Hall, J. E.: The physiology of respiration in infants and young children. Proc. roy. Soc. Med. **48**, 761 (1955).
46. Harrison, G. A., and J. P. Tonkin: Laryngeal complication of prolonged endotracheal intubation. Med. J. Aust. **2**, 709 (1965).
47. — — Some serions laryngeal complications of prolonged endotracheal intubation. Med. J. Aust. **1**, 605 (1967).
48. — — Prolonged (therapeutic) endotracheal intubation. Brit. J. Anaesth. **40**, 241 (1968).
49. Haxholdt, B. F.: Via falsa ved naso-tracheal intubation. Nord. Med. **52**, 1589 (1959).

50. HENSCHEL, W. F., u. B. PFEIFFER: Zur endotrachealen Intubation und ihrer Bedeutung für die allgemeine Chirurgie. Z. prakt. Anaesth. Wiederbeleb. 1, 205 (1966).
51. HOCHSTETTER, F.: Über die Art und Weise, in welcher sich bei Tier und Mensch die Nasenhöhle entwickelt. Z. Anat. Entwickl.-Gesch. 113, 234 (1944).
52. HOEPKE, H.: Zur Physiologie und Pathologie der Tonsilla palatina. Ziegl. Beitr. path. Anat. 88, 207 (1932).
53. HUDON, F.: Intubation without laryngoscopy. Anesthesiology 6, 476 (1945).
54. HÜGIN, W.: Normierung von Tuben und Kathetern. Bericht über d. 4. Symposion, Basel, 28. 10. 1967. Anaesthesist 17, 333 (1968).
55. HUMAN, J. V.: The secrets of blind nasal intubation and the signs of anaesthesia, 2. Aufl. London: John Bale 1941.
56. HUTSCHENREUTER, K.: Atemwiderstände gebräuchlicher Endotracheal-Katheter. Anaesthesist 11, 163 (1962).
57. JACKSON, C.: The technic of insertion of intratracheal insufflation tubes. Surg. Gynec. Obstet. 17, 507 (1913).
58. KILLIAN, H., u. H. WEESE: Die Narkose. Stuttgart: G. Thieme 1954.
59. KÖRNER, M.: Naso-tracheale Intubation beim Kind. Anaesthesist 10, 109 (1961).
60. KÜGLER, J., u. K. HORATZ: Vor- und Nachteile der endotrachealen Intubation in Notfallsituationen und bei der Dauerbeatmung. Z. prakt. Anaesth. Wiederbeleb. 1, 223 (1967).
61. KUHN, F.: Die pernasale Tubage. Münch. med. Wschr. 49, 1456 (1902).
62. KUNER, J., and A. GOLDMAN: Prolonged nasotracheal intubation in adults versus tracheostomy. Dis. Chest. 51, 270 (1967).
63. v. LANZ, T., u. W. WACHSMUTH: Praktische Anatomie. Band: Hals. Berlin-Göttingen-Heidelberg: Springer 1955
64. LEWIS, J.: Endotracheal anaesthesia. Brit. med. J. 2, 630 (1937).
65. LIENERT, G. A.: Verteilungsfreie Methoden in der Biostatistik. Meisenheim: Verl. A. Hain 1962.
66. LINDNER, A.: Statistische Methoden, 2. Aufl. Basel: Birkhäuser, 1957.
67. McDONALD, J. H., and J. G. STOCKS: Prolonged naso-tracheal intubation: a review of its development in a pediatrie hospital. Brit. J. Anaesth. 37, 161 (1965).
68. McEWEN, W.: Clinical observations on the introduction of tracheal tube by mouth instead of performing tracheostomy or laryngotomy. Brit. med. J. 2, 122 (1880).
69. MAGILL, J. W., Endotracheal anaesthesia. Proc. roy. Soc. Med. 22, 83 (1928).
70. — Endotracheal anaesthesia. Amer. J. Surg. 34, 450 (1936).
71. MARKHAM, W. G., M. J. A. BLACKWOOD, and A. W. CONN: Prolonged nasotracheal intubation in infants and children. Canad. Anesth. Soc. J. 14, 11 (1967).
72. MATHER, J. S.: Impossible direct laryngoscopy in achondroplasie. Anaesthesia 21, 244 (1966).
73. MEHNERT, E.: Über topographische Altersveränderungen des Atemapparates. Jena 1901.
74. MINNIGERODE, B.: Doppelseitige Ankylose des Cricoarytaenoid-Gelenkes und obturierende subglottische Kehlkopfstenose nach mehrtägiger translaryngealer Intubation. Anaesthesist 17, 230 (1968).
75. MURPHY, P.: A fiber-optic endoscop used for nasal intubation. Anaesthesia 22, 489 (1967).

76. Negus, V.: The comparative anatomy and physiology of the larynx. London: Livingstone 1949.
77. — The evolutionary history of man from the evidence of the nose and larynx. Arch. Otolaryng. **66**, 414 (1957).
78. — Comparative anatomy and physiology of the nose and paranasal sinus. London: Livingstone 1958.
79. O'Dwyer, J.: Fifty cases of croup in private practice treated by intubation of the larynx with a description of the method and the dangers incident thereto. Med. Record (N.Y.) **32**, 557 (1887).
80. Orfila, M. P.: Rettungsverfahren bei Vergiftungen und bei Scheintoten. Paris: 1818 (zit. nach Schwieten, W. M.: Wiederbelebung vor 150 Jahren. Dtsch. med. Wschr. **92**, 1689 (1967).
81. Owen – Thomas, J. B.: The management of acute upper airway obstruction in childhood. Proc. roy. Soc. Med. **59**, 1296 (1966).
82. — A follow-up of children treated by prolonged nasal intubation. Canad. Anaesth. Soc. J. **14**, 543 (1967).
83. Pankow, G.: Schädelbasisknickung und konstitutionelle Gesamtreifung. Klin. Wschr. **29** (1951).
84. Pernkopf, E.: Atlas der topographischen und angewandten Anatomie des Menschen. 1. Band. München: Urban & Schwarzenbach, 1963
85. Peter, K.: Vergleichende Anatomie und Entwicklungsgeschichte der Nase und ihrer Nebenhöhlen. In: Denker, A. u. O. Kähler: Handbuch der HNO-Heilkunde. Berlin: J. Springer. München: J. F. Bergmann 1925.
86. Pitman, L. K.: Nasolaryngoscop. Patentschrift U.S.A. 3·005'452 Okt. 24, 1901.
87. Polgar, G., and G. P. Kong: The nasal resistance of newborn infants. J. Pediat. **67**, 557 (1965).
88. Pontoppidan, H., and L. S. Bushnell: Respiratory therapy for convalescing surgical patients with chronic lung diseases. Clinical Anesthesia I/67, p. 101. Oxford: Blackwell Scient. Publ. 1967.
89. Rees, G. J., and J. B. Owen-Thomas: A technigue of pulmonary ventilation with a nasotracheal tube. Brit. J. Anaesth. **38**, 901 (1966).
90. Reid, D. H. S., and M. E. Tunstall: Treatment of respiratory distress syndrome of the newborn with nasotracheal intubation and intermittend positive pressure respiration. Lancet I, **1196**, 1965.
91. —, The respiratory distress syndrom of the newborn. A method of treatment using prolonged nasotracheal intubation and JPPR. Anaesthesia **21**, 72 (1966).
92. Rethi, A.: Chirurgie der Verengungen der oberen Luftwege. Stuttgart: G. Thieme 1959.
93. Roth, F.: Behandlung von Pseudo-Krupp und anderen Stenosen im Bereich der oberen Luftwege durch langdauernde Intubation. Anaesthesist **15**, 48 (1966).
94. —, M. Neiger, u. B. Tschirren: Erfahrungen mit der naso-trachealen Langzeit-Beatmung. Pract. oto-rhyno-laryng. (Basel) **29**, 385 (1967).
95. Rowbotham, E.: Intratracheal anaesthesia by the nasal route for operations on the mouth and tips. Brit. J. **2**, 590 (1920).
96. Safar, P., and St. Karpinski, Jr.: Anesthesia and obstructive lung disorders. Oxford: Blackwell Sc. Publ.
97. Sato, T.: Difficult intubation due to retro- (micro)gnathie and glossoptosis in X-ray cephalometric analysis. J. Kansai Med. School **17**, 120 (1965).
98. Seiferth, L. B.: Untersuchungen über den Abschluß des Mundrachens vom Nasenrachen usw. Klin. Wschr. **897**, 1935.

99. Sieglbauer, F.: Lehrbuch der normalen Anatomie des Menschen, 4. Aufl. Berlin: Urban & Schwarzenbach 1940.
100. Smith, R. M.: Anesthesia for infants and children. St. Louis: The C. V. Mosby Company 1963.
101. Schaeffer, J. P.: Genesis, development and anatomy of the nose. Hagerstown: Morrison. 1955
102. Schlander, E., u. F. Neuberger: Die Behinderung der Nasenatmung und ihre Ursachen im Säuglings- und Kindesalter. Mschr. Ohrenheilk. **89**, 191 (1955).
103. — — Die Behinderung der Nasenatmung und ihre Ursachen im Erwachsenen- und Greisenalter. Mschr. Ohrenheilk. **90**, 30 (1956).
104. Schneider, O.: Der Pharynx des Neugeborenen und seine Beziehungen zur Mund- und Nasenhöhle. Z. Anat.Entwickl.-Gesch. **109**, 230 (1938).
105. Scholler, Kl., u. W. Schilli: Intubationsnarkose bei Säuglingen mit schweren Kieferfehlbildungen. Anaesthesist **14**, 144 (1965).
106. Scott, M., u. V. L. Brechner: Retrobulbar hemorrhage from nasotracheal intubation. Anesthesiology **20**, 717 (1959).
107. Starck, D.: Embryologie. Stuttgart: G. Thieme 1955.
108. Striker, T. W., S. Stool, and J. J. Downes: Prolonged nasotracheal intubation in infants and children. Arch. Otolaryng. **85**, 210 (1967).
109. Stupka, W.: Die Mißbildungen und Anomalien der Nase und des Nasenrachenraumes. Wien: J. Springer 1938.
110. Tashayod, M.: A new double-curved endotracheal tube for nasal intubation. Brit. J. Anaesth. **39**, 823 (1967).
111. Taylor, T. H., D. A. Nightingale, and B. R. Simpson: Subglottic stenosis after nasal endotracheal intubation. Brit. med. J. **2**, 451—452 (1966).
112. Thomson, C. W.: The stethoscop in blind nasal intubation. Anaesthesia **22**, 642 (1967).
113. Tondury, G.: Zum Problem der Gesichtsentwicklung. Basel: Acta anatom. **11**, 11 (1950).
114. Tremel, H.: Kontraindikationen der Intubation im HNO-Bereich. Mschr. Ohrenheilk. **99**, 230 (1965).
115. Warner, W. A.: Laryngeal band: possible relation to prolonged nasotracheal intubation. Anesthesiology **28**, 466 (1967).
116. Westgate, H. D., J. R. Gordon, and J. S. Rydberg: Nasal intubation in mandibular prognathism: Postnasal obstruction and management. Anesthesiology **29**, 1059 (1968).
117. Wustrow, E.: Schwellkörper am Septum nasi. Z. Anat.Entwickl.-Gesch. **116**, 139 (1951).

3. Namen- und Sachverzeichnis